科学出版社“十四五”普通高等教育本科规划教材

中医诊断学

主　编　程绍民　张　锁

副主编　张　瑞　张竞之　刘国萍　甘慧娟　陈云志　曾　光　聂　舸

编　委（按姓氏拼音排序）

陈　佳（广东药科大学）
陈云志（贵州中医药大学）
程绍民（江西中医药大学）
甘慧娟（福建中医药大学）
海　日（内蒙古医科大学）
李晓娟（暨南大学）
李志茹（内蒙古医科大学）
刘国萍（上海中医药大学）
聂　舸（江西省药品监督管理局）
熊江浩（江西中医药大学）
姚　涛（河南中医药大学）
曾　光（湖南中医药大学）
张　瑞（河南中医药大学）
张　锁（内蒙古医科大学）
张芬芬（江西中医药大学）
张竞之（广州医科大学）

秘　书　董思慧（江西中医药大学）　张建红（江西中医药大学）

科　学　出　版　社

北　京

内 容 简 介

本书主要包括绪论、诊法、辨证、中医诊断思维与应用、病案五个主体内容。绪论部分回顾了中医诊断学的发展简史，扼要介绍中医诊断学的主要内容、基本原理、基本原则及学习方法。诊法部分对望、闻、问、切四诊的理论知识与技能方法进行系统阐述。辨证部分论述了八纲辨证、病因辨证、气血津液辨证、脏腑辨证、经络辨证、六经辨证、卫气营血辨证及三焦辨证。本书同时对中医诊断思维与应用和中医病案特点、内容和要求等进行阐述，以加深对中医诊断学的临床思维与解读。

本书可供中医学、针灸推拿学、中西医临床医学及中医骨伤科学等专业学生使用。

图书在版编目 (CIP) 数据

中医诊断学 / 程绍民, 张锁主编. -- 北京：科学出版社, 2024. 11. --（科学出版社“十四五”普通高等教育本科规划教材）. -- ISBN 978-7-03-079849-7

Ⅰ. R241

中国国家版本馆 CIP 数据核字第 2024YF0645 号

责任编辑：钟　慧／责任校对：宁辉彩

责任印制：张　伟／封面设计：陈　敬

科学出版社 出版

北京东黄城根北街 16 号

邮政编码：100717

http://www.sciencep.com

中煤（北京）印务有限公司印刷

科学出版社发行　各地新华书店经销

*

2024 年 11 月第　一　版　开本：787 × 1092　1/16

2025 年　1 月第二次印刷　印张：7 1/2

字数：222 000

定价：49.80 元

（如有印装质量问题，我社负责调换）

目　　录

绪　　论

中医诊断学是根据中医学的理论体系，研究诊察病情、判断病种、辨别证候的基本理论、基本知识和基本技能的学科。它是基础理论与临床各科之间的桥梁，是中医学专业课程体系中的主干课程。

一、中医诊断学发展简史

在漫长的历史进程中，人类不断积累疾病诊断的知识，逐步形成了诊断的理论与方法。

（一）先秦两汉三国时期

早在《周礼》便有“以五气、五声、五色，视其生死”的记载。并在书中将医生分为疾医、疡医、食医、兽医。著名医家扁鹊就擅长“切脉、望色、听声、写形，言病之所在”。

《黄帝内经》大约成书于公元前3世纪，奠定了望、闻、问、切四诊的基础，提出诊断疾病必须结合致病的内、外因素，全面、综合考虑。《素问·疏五过论》曰：“凡欲诊病者，必问饮食居处”“圣人之治病也，必知天地阴阳，四时经纪，五脏六腑，雌雄表里……贵贱贫富，各异品理，问年少长，勇怯之理”。即不能孤立地看待疾病产生的任何症状、体征，应该联系季节气候、地方区域、性格喜好、禀赋强弱、年龄性别等，通过四诊全面了解病情，加以分析、研究，才能做出正确诊断。

公元前2世纪，西汉名医淳于意（仓公）创“诊籍”，开始详细记录患者的姓名、居址、病状、方药及就诊日期等，作为诊疗的原始资料，是我国现存最早的病历雏形。东汉末年张仲景（医圣）总结了汉以前有关诊疗经验，以六经为纲辨伤寒，以脏腑为纲辨杂病，著成《伤寒杂病论》，确立辨证论治体系，奠定了诊断的基础。相传华佗著有《中藏经》，记载了其诊病的学术经验，尤其是论脉、脏腑寒热虚实、生死顺逆之法，甚为精当。《难经》中，诊法独重切脉，并提出“独取寸口”的脉诊法，对后世影响极大。

（二）晋唐宋金元时期

自晋唐至宋金元时期，中医诊断学研究也取得了很大的发展。西晋王叔和著有《脉经》，该书集汉以前脉学之大成，分述三部九候、寸口、24脉等脉法，是我国现存最早的脉学专著。《脉经》对世界医学有广泛的影响，被翻译成多种文字，在朝鲜、日本及欧洲等地区流传。

在晋代有关典籍中，继承汉代学术成就，对于传染病、妇、儿、内、外科杂病的诊断已有比较翔实的记载。如葛洪《肘后备急方》中已有对天行发斑疮（天花）、麻风等传染病的记载，还对颅脑损伤等急症的表现和预后进行了描述。南齐龚庆宣整理的《刘涓子鬼遗方》对痈、疽、疮、疖诊断亦较明确。

隋代巢元方等撰《诸病源候论》是我国第一部论述病源与证候诊断的专著。全书分67门，列举包括内科、外科、妇科、儿科及眼科等疾病证候1720条。同时对一些传染病、寄生虫病、妇科病、儿科病等的诊断，更有不少精辟的论述。

唐代孙思邈主张诊病要不为外部现象所迷惑，要透过现象看清本质。他在《备急千金要方·大医精诚》中指出：“病有内同而外异，亦有内异而外同，故五脏六腑之盈虚，血脉荣卫之通塞，固非耳目之所察，必先诊候以审之。”

宋代陈言的《三因极一病证方论》创立了“三因学说”，是病因、辨证、理法比较完备的著作。

南宋施发《察病指南》认为诊病当精审细察，书中收录了31幅脉图，是现存最早的脉图。

元代滑寿《诊家枢要》为脉家专著，提出举、按、寻三种指法。危亦林《世医得效方》论述了危重疾病的“十怪脉”。金元四大家对诊断各有发挥：刘河间重视病机，李东垣辨脉重视四诊合参，朱丹溪主张从外知内，张从正重视症状的鉴别诊断。敖氏著《金镜录》，论伤寒舌诊，分12图，乃论舌的第一部专著。后经元代杜清碧增补为36图，即为今所见的敖氏《伤寒金镜录》。

（三）明清及近现代时期

明清以来，对于脉诊与舌诊的发展尤为突出，同时对于诊病、辨证的原理，更有进一步的阐明。

脉诊方面，明代张介宾《景岳全书·脉神章》详述了各种脉象的主病及脉症从舍；李时珍所撰《濒湖脉学》摘取诸家脉学精华，阐述了27脉的脉体、主病及同类脉的鉴别，编写歌诀，便于诵习；李中梓《诊家正眼》在27脉基础上，增加了疾脉。清代李延昰的《脉诀汇辨》；周学霆的《三指禅》；徐灵胎的《洄溪脉学》；周学海的《重订诊家直诀》等，都是脉诊的专著，使脉学得到不断的充实和完善。

舌诊方面，明清以后有突出成就，这一时期舌诊著作的共同特点是增加了舌图。清代张诞先对《观舌心法》删繁正误，结合临证，录得伤寒舌象120图，著成《伤寒舌鉴》。傅松元《舌苔统志》把舌分为八种，内容丰富。梁玉瑜《舌鉴辨正》增入杂病观舌辨证，载图149幅。近代刘恒瑞《察舌辨症新法》论述白、黄、黑三种舌苔及辨舌苔变换、真退、假退等。曹炳章《彩图辨舌指南》集历代医家论舌于一书，附舌彩图22幅，舌墨图6幅。

对于四诊的综合研究，这个时期有不少专著。明代张三锡《医学六要·四诊法》虽偏重于切脉，但也翔实地记述了五官、色脉、声诊、问病、辨舌等诊察方法。清代吴谦《医宗金鉴·四诊心法要诀》则以四言歌诀简要地介绍四诊理论与方法，便于习诵。清代林之翰《四诊抉微》所述内容全面，注重色脉并重，四诊互参。陈修园《医学实在易·四诊易知》论述四诊简明扼要，由博返约，从浅入深，示后学以门径。清代汪宏《望诊遵经》提出“望色十法”，内容精要实用，可供临证参考。

辨证方面，明代张介宾著有《景岳全书·传忠录》首先讨论阴阳与六变（即二纲六变），以阴阳二纲统表里、寒热、虚实六变，明确提出八纲辨证的重要作用。清代喻嘉言《寓意草》提出了极其具体的议病格式，是当时中医学最完整的病历书写格式。陈士铎《辨证录》分叙伤寒、中寒、中风等126门，770余证，以“辨病体之异同，证药味之攻补”为特点。程钟龄《医学心悟》提出诊病有其总要，即寒、热、虚、实、表、里、阴、阳八字。

温病学在明清时代达到了鼎盛阶段。明末清初的吴又可《温疫论》提出“戾气”通过口鼻侵犯人体，对温病学说的发展起到了极大的推动作用。清代叶天士《温热论·外感温热篇》创立温病的卫气营血辨证，重视察舌、验齿等的重要意义。薛生白《湿热条辨》对湿热病的发病机理、证候演变、审证要点及鉴别等均作出了阐述。吴鞠通《温病条辨》在叶天士经验基础上创立温病的三焦辨证。王孟英《温热经纬》将温病分为新感、伏气两大类，阐述其病源、证候及诊治等。

近百年来，中医诊断学发展迅速，取得了可喜的成就。相关专著层出不穷，如陈泽霖的《舌诊研究》、赵金铎的《中医证候鉴别诊断学》、朱文锋的《中医诊断与鉴别诊断学》《证素辨证学》，以及制定了中医四诊、疾病、证候术语的国家标准等，尤其是《中医诊断学》历版教材的编撰，都使中医诊断学学科领域日趋规范、系统、完整。

随着医学的发展和科技的进步，人们对于疾病诊断的方法和手段提出了更高的要求，比如对于症状、体征等临床表现不明显的患者，可以借助实验诊断或仪器检测的方法，从宏观到微观、从定性到定量，使部分不易为医生感官觉察的疾病得以及时发现，为早期诊断和治疗提供依据。为保证望、闻、切诊等资料的客观性、真实性，探索性地研制了一些中医诊察的仪器和设备，如色差计、舌诊仪、脉象仪、四诊采集仪等运用声学、光学、电学、力学、磁学、生物医学工程和计算机科学等技术，进行多学科交叉综合研究，以丰富中医诊察技术手段，并取得了一定的成就。

二、中医诊断学的主要内容

中医诊断学主要包括四诊、诊病、辨证和病历书写等内容。其中，以四诊和辨证为重点，简要介绍病历书写，诊病在临床各科内容中介绍。

（一）四诊

四诊，即望、闻、问、切，是中医诊察病情、收集病情资料的主要方法。通过四诊所收集到的病情资料主要包括症状、体征和病史等。症状是指患者对痛苦或不适的自我感受，如头晕、耳鸣、腹胀等；体征是指医生运用望、闻、切等方法获取的具有诊断意义的客观征象，如面色苍白、喉中哮鸣、舌质红、脉浮数等。在中医学中，症状和体征可统称为“症”。

（二）诊病

诊病，又称辨病，是在中医理论指导下，综合分析四诊资料，对疾病的病种做出判断，得出病名的思维过程。

疾病是指机体在致病因素作用下，导致阴阳失调、气血津液失常、脏腑功能失调的异常状态，是具有一定特点和发展变化规律的过程，具体表现为若干相关症状、体征和不同阶段相应的证候。

对疾病做出病名诊断，是临床各科的主要内容，中医诊断学只是初步介绍疾病诊断的基本方法及疾病的命名、分类等。

（三）辨证

证是中医学特有的概念，辨证是贯穿中医诊断和治疗全过程的关键与核心。

辨证，是指以中医学理论为指导，对四诊所得的资料进行综合分析，辨别为何种证候的思维方法，是中医临床认识与诊断病证的重要方法。

历代医家结合自身经验，创立了多种辨证方法，从最早的六经辨证，到八纲辨证、气血津液辨证、脏腑辨证、卫气营血辨证、三焦辨证、经络辨证等，这些辨证方法从不同角度总结疾病证候的一般规律，既各有特点，又相互联系和补充。

（四）病历书写

病历，古称诊籍，是医生对患者病情、病史、诊疗情况的书面记录。

病历是医疗、科研、教学、管理及司法的重要资料。病历书写是临床工作者必须掌握的基本技能，要求按国家统一的要求翔实记录。

中医发展过程中也有医案的概念，是按照中医传统诊疗模式，记录、解析个案诊疗全过程的叙议结合的传统临证文本。医案与病历，都是诊疗记录。二者在性质、内容、表述方式等方面存在着显著的区别：病历是基础，强调资料性，要求规范、全面；医案是在病历基础上的升华，强调学术性，主要是整理提炼，文本无固定模式。

三、中医诊断学的基本原理

《素问·阴阳应象大论》曰：“以我知彼，以表知里；以观过与不及之理，见微得过，用之不殆。”明确指出了司外揣内、见微知著、以常衡变的中医诊断病证的基本原理。

（一）司外揣内

司外揣内，是指医生通过观察、分析患者的外部表现，以测知其体内的病理变化。

《灵枢·本脏》曰：“视其外应，以知其内脏，则知所病矣。”说明人体内部脏腑无论生理病理，必然在人体外部以一定的形式体现出来。《丹溪心法》总结说：“欲知其内者，当以观乎外；诊于外者，斯以知其内，盖有诸内者，必形诸外。”所以通过观察患者的外部表现，可以了解病位、病性等。中医这种通过四诊收集体表症状、体征，来推论体内脏腑病变的方法，与现代物理学的黑箱理论有异曲同工之妙。

（二）见微知著

见微知著是指患者微小、局部的变化，可以反映出明显、整体的状况。这是基于中医的整体观念，因为人体是一个有机联系的整体，任何局部都可能反映其他部位或整体的生理、病理信息，所谓一叶知秋、窥斑见豹。

《灵枢·五色》中将面部划分为五个区域，分别对应五脏。《难经》强调独取寸口脉，左右手的寸、关、尺三部也有对应的脏腑等，都是见微知著的体现，与当代生物全息论观点相合。

（三）以常衡变

以常衡变是指在认识正常的基础上，辨别、发现太过或不及的异常病理变化。

"常"是界限、标准，在中医诊断过程中要有一个比较的思维，找出与标准的差异性，即从正常中对比出异常。《素问·平人气象论》云："平人者，不病也。常以不病调病人，医不病，故为病人平息以调之为法。"就是通过医生正常的呼吸来衡量患者的脉搏频率。

四、中医诊断学的基本原则

中医诊断的过程主要依据直观诊察和逻辑思维去辨识病证，而临床疾病的表现千变万化、错综复杂，要正确地认识疾病，要注意以下三大基本原则。

（一）整体审察

整体审察也称审察内外，是指诊察疾病时，重视患者整体的病理联系，同时将患者所处的生活环境结合起来综合地判断病情。这是整体观念在中医诊断上的体现。

人是一个整体。人体的皮、脉、肉、筋、骨以及体表的组织器官，通过经络与脏腑紧密相连，身体一旦发生疾病，局部的可以影响全身，全身的也可以显现在某一个局部；内部的可以牵连及外，外部的也可以传变入里；精神心理可以影响脏腑功能，脏腑病变也可以造成精神心理异常。由此可见，人体局部病证会导致整体失调，临床要诊察局部，更要诊察整体。同时，人居处于天地之间，时刻受到自然环境的影响。要正确诊断疾病，就必须审察患者所处的外界环境，如季节气候、昼夜晨昏、地方区域、精神心理及其他生活条件等，这与现代医学提出的生物-心理-社会医学模式的理念高度吻合。

（二）四诊合参

望、闻、问、切四诊各自具有独特的作用，但也都有一定的局限性，不能相互替代，临证时必须四诊并用，周密观察，才能全面收集诊断所需的各方面资料，从而得以做出正确的诊断。

《难经·六十一难》曰："望而知之谓之神，闻而知之谓之圣，问而知之谓之工，切脉而知之谓之巧。"这里的神、圣、工、巧，就是要求医生能够不断提高四诊技能和诊断水平。诊断必须做到四者俱备，才能见病知源。夸大任何某一种诊法的作用，而忽视其他诊法的认知都是片面的，如"一望即知"或"三指定乾坤"等，违背了中医四诊合参的基本原则，临床应予以注意。

四诊合参是正确诊断的前提。认识疾病的本质，必须对四诊获得的感性材料，加以反复思考，由此及彼，由表及里，去伪存真，分析综合，判断推理，准确辨证。

（三）病证结合

中医诊断结论由病名诊断和证名诊断组成。病和证是中医诊断的两个侧重点：病是对疾病全过程总的发展规律概括，是贯穿疾病的始终的基本矛盾；证则是疾病发展某一特定阶段的本质概括，是疾病的主要矛盾。

中医历来强调辨证，但对辨病也很重视。既要抓住疾病的基本矛盾（病），更要掌握疾病的主要矛盾（证），将两者有机结合，有利于全面认识疾病本质，更好地提高诊疗效果。临床上既可以先辨病后辨证，也可以先辨证后辨病；前者适用于疾病特征性反应明显的情况，后者则适用于疾病短期内不易明辨的情况，先通过辨证予以及时有效的治疗，再观察病情变化，明确疾病的诊断。

五、中医诊断学的学习方法

中医诊断学是一门理论性、实践性很强的课程，是中医基本理论、基本知识和基本技能的具体运用，既有理论知识，又有实际操作，还强调中医思维。学习此课程，须培养正确的学习方法。

（一）巩固中医基础理论的学习

中医基础理论是中医诊断和辨证思维的基础和前提，中医诊断学是中医基础理论的延伸和发展，二者密切相关。学习中医诊断学，必须有比较扎实的中医学基本知识和理论准备。只有不断巩固、真正掌握好了中医基础理论知识，融会贯通，对四诊、辨证等反复学习，认真领会，才能深入理解和牢固掌握中医诊断学的内容，做到事半功倍。

（二）注重中医诊断实践的锻炼

临床病证错综复杂，千变万化，不可能像书本上所描述的那样单纯、固定，患者也不可能照章陈述。诚如前人所云："熟读王叔和，不如临证多。"学习中医诊断学要注重技能训练和临床实践，才可能去粗存精、去伪存真。在实践中要规范操作，细心揣摩，努力掌握四诊、八纲、辨证分析及病历书写的基本技能和要领，加强医患沟通能力，注重人文关怀，真正做到理论联系实践，这是学好中医诊断学、成为合格中医的必由之路。

（三）强化中医临床思维的培养

中医临床思维是中医理论体系和中医临床实践的核心，从运用四诊收集病情资料进行分析开始，到再观察、再分析，最终做出诊病、辨证的完整过程，都是在中医临床思维指导下完成的，要提高医生的诊疗效果，就必须强化临床思维的培养，需要在学习医学理论和知识的基础上，学习中医典籍、中国古代哲学，以及辩证法、逻辑学、系统科学等，博览群书，勤求古训，融会新知，这是发挥中医特色优势，提高临床疗效的重要方法。

（程绍民　聂　斘）

第一章　望　　诊

望诊是指医生运用视觉，对人体进行有目的的观察，以了解人体健康状况，测知病情的方法。望诊的主要内容包括：望全身（神、色、形、态）、望局部（头面、五官、躯体、四肢、二阴、皮肤）、望舌（舌质、舌苔）、望排泄物与分泌物（痰涎、呕吐物、二便）和望小儿指纹等。

第一节　全身望诊

全身望诊又称整体望诊，指医生对患者的整体进行观察，包括神气、色泽、形体及姿态等方面，以便了解机体脏腑精气状况。

一、望　　神

神有广义和狭义之分。广义之神，是指人体生命活动总的体现，即“神气”；狭义之神，是指人的精神活动，即“神志”。

（一）望神的原理及意义

神的产生与人体精气和脏腑功能的关系非常密切。神来源于先天之精，如《灵枢·本神》指出：“生之来谓之精，两精相搏谓之神。”同时，神又靠后天水谷之精的滋养，如《灵枢·平人绝谷》说：“神者，水谷之精气也。”此外，气、血、津、液等精微物质，均为神的物质基础。

若体健神旺，则说明精气充足，津血调匀，抗病力强，即使患病也多属轻病，预后较好；若体弱神衰，则说明精气亏虚或津血损伤，抗病力弱，患病多重，预后较差。故《素问·移精变气论》说：“得神者昌，失神者亡。”

（二）望神的主要内容及分类

1. 望神的主要内容　神作为人体生命活动总的体现，主要通过目光、面色、神情、体态等方面综合反映出来。因此，望神时主要观察的是患者以上几个方面的变化。

神既是一身之主宰，必然于全身皆有表现，但却突出地表现于目光，正如《灵枢·大惑论》说：“五脏六腑之精气，皆上注于目而为之精。”这说明目为五脏六腑精气汇聚之处。又因为眼睛是心灵之窗，人的精神活动，往往无意中流露于目光，所以目光可反映脏腑精气的盛衰。人体面部皮肤的色泽，也是神气外现的重要征象，因“心主藏神，其华在面”，所谓神情，是人的精神、意识、思维表露于面部的特征，是心神和脏腑精气盛衰的外在表现。体态指人的形体动态，因为形体的强弱胖瘦、动态的自如与否，均与脏腑精气的盛衰密切相关。

2. 神的分类　临床上一般将神分为五类，即得神、少神、失神、假神及神乱。

（1）得神：即“有神”，是精充气足神旺的表现。临床表现为：神志清楚，语言清晰；目光明亮，精彩内含；面色荣润含蓄，表情丰富自然；反应灵敏，动作灵活，体态自如。得神说明精气充盛，体健神旺，是健康的表现；即使患病，也多为病多轻浅之证，脏腑精气不衰，预后良好。

（2）少神：即“神气不足”，是精气不足，神气不旺的表现。临床表现为：精神不振，嗜睡健忘；目光乏神；面色少华，暗淡不荣；肌肉松弛，动作迟缓等。故少神提示精气不足，脏腑功能减退，多见于素体虚弱者，或疾病恢复期的患者。

（3）失神：即“无神”，是精亏神衰或邪盛神乱的表现。①精亏神衰而失神：表现为精神萎靡，意识模糊；目无光彩，瞳神呆滞；面色无华，晦暗暴露；呼吸微弱，手撒尿遗；骨枯肉脱，动作艰难，形体羸弱等。提示精气大伤，机能衰退，多见于慢性久病重病之人，预后不良。②邪盛神乱而失神：表现为神昏谵语或昏愦不语；循衣摸床，撮空理线；或猝倒神昏，两手握固，牙关紧闭等，均提示邪陷心包，内扰神明，或因肝风夹痰，蒙蔽清窍，阻闭经络，多见于急性患者，亦属病重。

（4）假神：是指久病、重病之人，精气本已极度衰竭，突然出现某些神气暂时“好转”的虚假表现。临床表现为：本已神识不清，却突然精神转佳，语言不休，想见亲人；本已目光晦暗，却突然目似有光而浮露；本已面色晦暗枯槁，却突然颧赤如妆；本已久病卧床不起，却忽思下床活动；本来毫无食欲或久不能食，而突然食欲大增或主动索食。

假神是临终前的预兆，古人比喻为“回光返照”“残灯复明”。假神的出现，说明人体脏腑精气极度衰竭，正气将脱，阴阳即将离决，属危候。

得神、少神、失神、假神的鉴别见表 1-1。

表 1-1　得神、少神、失神、假神鉴别表

望神要点	得神	少神	失神	假神
目光	两目灵活 明亮有神	两目晦滞 目光乏神	两目晦暗 瞳神呆滞	原本目光晦暗 突然浮光暴露
面色	面色红润 含蓄不露	面色少华 暗淡不荣	面色无华 晦暗暴露	本已面色晦暗 突然颧赤如妆
神情	神志清楚 表情自然	精神不振 思维迟钝	精神萎靡 意识模糊	本已神昏失神 突然精神转佳
体态	动作灵活 体态自如	肌肉松弛 动作迟缓	形体羸弱 反应迟钝	本已卧床不起 忽思下床活动

（5）神乱：指神志意识错乱失常。临床常见于癫病、狂病、痫病等精神失常的病证。

癫病表现为表情淡漠，神识痴呆，喃喃自语，哭笑无常。多为痰气郁结，蒙蔽心神所致。

狂病表现为狂妄躁动，呼笑怒骂，甚或登高而歌，弃衣而走，妄行不休，力逾常人。多为气郁化火，痰火扰神；或阳明热盛，邪热扰乱神明所致。

痫病表现为猝然昏倒，不省人事，口吐涎沫甚或口出异声，两目上视，四肢抽搐，醒后如常。多为肝风夹痰，蒙蔽清窍；或痰火扰心，肝风内动所致。

二、望　色

望色，又称“色诊”。望色重点观察人体皮肤色泽变化，其中色是指颜色，即色调变化；泽是指光泽，即明亮变化。除此之外，望色还包括对局部异常皮损、排出物、机体黏膜等色泽的观察。

（一）望色的原理及意义

1. 原理　《灵枢·邪气脏腑病形》言：“十二经脉，三百六十五络，其血气皆上于面而走空窍。”面部血脉分布十分丰富，脏腑气血充盈而为之所荣。加之面部皮肤色泽变化易于观察，凡脏腑的虚实、气血的盛衰，皆可通过面部色泽的变化而反映出来。故临床上将面部作为望色的主要部位。

2. 望色、泽的意义

（1）颜色：据阴阳五行和藏象学说的理论，一般将皮肤的颜色分成青、赤、黄、白、黑五种色调。五脏之色隐现于皮肤之中，当脏腑有病时，五脏之气外发，即可显露出相应的异常色调。

（2）光泽：指肤色的荣润或枯槁。《素问·脉要精微论》说：“夫精明五色者，气之华也。”说明精气充养机体，人体的皮肤才具光泽。因而，皮肤的光泽是脏腑精气盛衰的表现。

（二）面部脏腑分候

根据《黄帝内经》的有关论述，面部脏腑分候，目前常有以下分候方法：

（1）《灵枢·五色》分候法：该篇将面部的不同部位加以命名，具体的分候方法见图 1-1 和表 1-2。

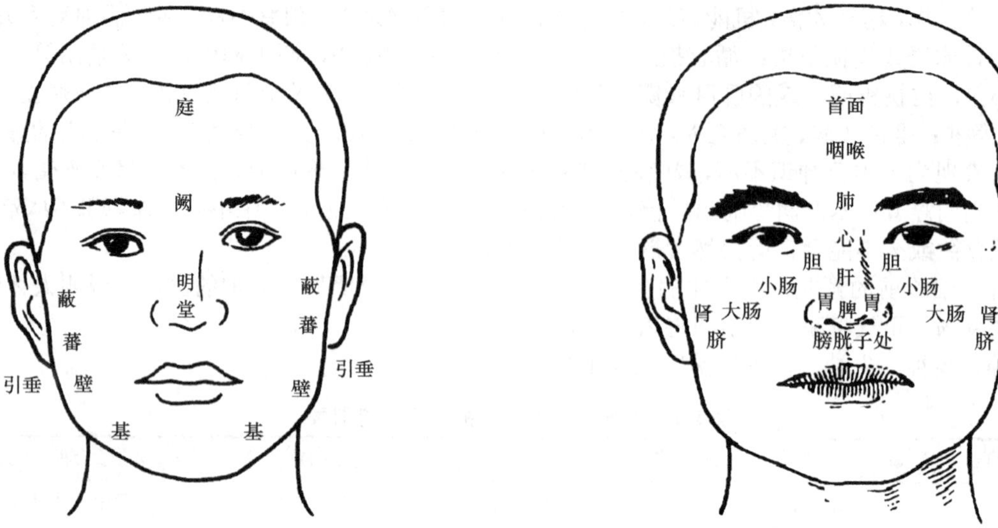

明堂蕃蔽图　　面部脏腑分属图

图 1-1　《灵枢·五色》面部分候脏腑示意图

表 1-2　《灵枢·五色》面部名称及所候脏腑

面部		所候脏腑	面部		所候脏腑
《灵枢·五色》名称	现用名称		《灵枢·五色》名称	现用名称	
庭（颜）	额	首面	肝下（面王）	鼻尖	脾
阙上	眉心上	咽喉	面王以上	鼻翼旁	小肠
阙中	眉心	肺	方上	鼻翼	胃
阙下（下极）	鼻根	心	中央	颧骨下	大肠
直下（下极之下）	鼻柱	肝	夹大肠	颊	肾
肝左者	鼻柱旁	胆	面王以下	人中	膀胱、子处

（2）《素问·刺热》分候法：以额部候心，鼻部候脾，左颊候肝，右颊候肺，颏部候肾（图 1-2）。

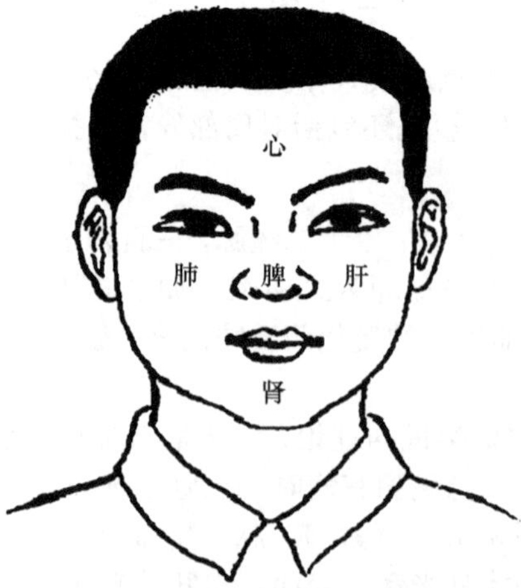

图 1-2 《素问·刺热》面部分候脏腑示意图

以上两种方法可作为临床诊病的参考。应用时，应以观察患者面部整体色泽变化为主，分部色诊为辅。一般内伤杂病多应用《灵枢·五色》，外感热病多按《素问·刺热》分候脏腑。

（三）常色

常色，指人健康时皮肤的色泽，表示人体精神与气血津液的充盈和脏腑功能的正常。我国正常人群的常色特点是红黄隐隐，明润含蓄，此即有胃气、有神气的表现。有神气，即光明润泽；有胃气，即隐约微黄，含蓄不露。由于时间气候环境等的变化，常色又有主色、客色之分。

1. 主色 人生来具有的、一生基本不变的基本肤色为主色，又称正色。主色具有个体特征，如由于遗传、地区、工作条件等不同而有差异，但无太过与不及，都是健康常色的表现。

2. 客色 因季节、气候、昼夜、饮酒、运动及情绪等外界因素，肤色在主色基础上发生相应变化的肤色，称为客色。例如，受季节变化影响，春应稍青，夏应稍赤，长夏应稍黄，秋应稍白，冬应稍黑。饮酒、运动、情绪等一时的影响使面色偏于红赤等。只要具备明润含蓄的特点，均属客色范畴。

（四）病色

人体在疾病状态时面部显露的色泽，称为病色。病色以晦暗枯槁或鲜明暴露为特点。观察病色关键在于分辨病色的善色与恶色。

1. 病色善恶

（1）善色：凡五色光明润泽者为善色，亦称“气至”。说明虽病而脏腑未衰，精气未竭，胃气尚能荣养于面，多预后良好。《素问·五脏生成》具体描述为：青如翠羽，赤如鸡冠，黄如蟹腹，白如豕膏，黑如乌羽。

（2）恶色：凡五色晦暗枯槁者为恶色，亦称“气不至”。说明脏腑或有败坏，精气已衰，胃气耗竭，不能荣润于面，多预后不佳。《素问·五脏生成》具体描述为：青如草兹，赤如衃血，黄如枳实，白如枯骨，黑如炲（表 1-3）。

表 1-3 《黄帝内经》论述面部色泽变化归纳表

五色	五脏	平人		患者	
		有华无病	无华将病	有华主生（善色）	无华病危（恶色）
青	肝	如苍璧之泽	如蓝	如翠羽	如草兹
赤	心	如白裹朱	如赭	如鸡冠	如衃血
黄	脾	如罗裹雄黄	如黄土	如蟹腹	如枳实
白	肺	如鹅羽	如盐	如豕膏	如枯骨
黑	肾	如重漆色	如地苍	如乌羽	如炲

2. 五色主病 病色主要有青、赤、黄、白、黑五种表现，分述如下。

（1）青色：主气滞、血瘀、寒证、疼痛、惊风。

气滞或血瘀，经脉拘急收引，故面色发青，甚则青紫。阴寒内盛，经脉挛急收引，不通则痛，以致面部脉络拘急，气血凝滞而色青。阴寒内盛多见面色淡青，疼痛剧烈多见面色青黑。小儿高热，若见眉间、鼻柱、唇周色青者，多属惊风或惊风先兆。突见面色青灰，口唇青紫，伴心悸或心前区剧烈疼痛，呼吸困难，甚或肢凉脉微者，多见于胸痹或真心痛患者。久病面色与口唇青紫者，伴心悸怔忡，气短乏力，甚或畏寒肢冷，多见于心气、心阳虚衰证患者。

（2）赤色：主热证，亦见于戴阳证。

气血得热则行，热盛而脉络扩张充盈，血色上荣于面，故面赤。若阳气亢盛，患者表现满面通红，此为实热证；若阴液亏虚，患者表现两颧潮红，午后尤甚，此为虚热证。久病、重病患者面色苍白，却突见颧颊部嫩红如妆，游移不定者，为戴阳证，是阴盛格阳，虚阳浮越的真寒假热之证。

（3）黄色：主脾虚、湿证。

脾胃虚衰，水谷精微无以运化则水湿内停，气血化生乏源则气血不充，故见面色黄。黄而枯槁无光者，称“萎黄”，多为脾胃虚弱，气血不足无以滋养肌肤。黄而虚浮者，称“黄胖”，多为脾气虚衰，水湿不布而泛溢肌肤。面、目、身、尿俱黄者，统称为“黄疸”。其中湿热熏蒸，肤色黄，色鲜明如橘皮者，为阳黄；寒湿郁阻，肤色黄，色晦暗如烟熏者，为阴黄。

（4）白色：主虚证、寒证、失血、夺气。

气血不足，无以荣养肌肤，则见白色。面色淡白少华，伴少气乏力者，多为气虚。面色㿠白，伴形寒肢冷者，多为阳虚寒证；面色㿠白而虚浮者，多为阳虚水泛。面色苍白者，多属阳气暴脱之亡阳证，或阴寒凝滞血行不畅之实寒证，或大失血者。

（5）黑色：主肾虚、水饮、寒证、血瘀、剧痛。

肾属水，色黑，故肾虚可见黑色。面黑淡暗者，多属肾阳虚，因阳虚火衰，水寒不化，血失温煦。面黑干焦者多属肾阴精亏虚，因阴虚火旺，虚火灼阴，面部失养所致。面色黧黑，肌肤甲错者，多为瘀血久停。眼眶周围色黑者，多属肾虚水饮或寒湿带下。

（五）望色的注意事项

1. 排除干扰 情绪、饮食等主观因素可影响人体气血运行，昼夜、灯光等客观因素可使色诊有所偏差，主客观因素的干扰下，可使面色发生相应变化，故临床上应排除相关因素的干扰。

2. 色脉症合参 疾病在一般病理状态下，色、脉、症的表现是基本一致的。如发热患者，面红赤，脉数有力，伴见口干、尿黄、便秘等症，辨证当属实热证。但若患者虽面色红，脉却浮大而数、按之空虚无根，伴见发热反欲近衣被、口干反欲热饮等症，则属真寒假热证。因此，在诊病时，如出现四诊信息与疾病本质不相符时，更需色、脉、症合参，综合分析，避免误诊。

3. 病色交错 五色诊中，将病与色相应称为正病正色，若反见他色，称病色交错。病色交错是根据五行生克关系，即相生为顺，相克为逆，综合判断病证顺逆。具体关系见表1-4。

表1-4 病色交错表

五脏	正病正色	病色交错			
		色生病（吉中之顺）	病生色（吉中小逆）	病克色（凶中之顺）	色克病（凶中之逆）
肝	青	黑	赤	黄	白
心	赤	青	黄	白	黑
脾	黄	赤	白	黑	青
肺	白	黄	黑	青	赤
肾	黑	白	青	赤	黄

三、望　形

望形，是指通过观察患者形体的强弱、胖瘦及体型特点等来诊察病情的方法，又称望形体。

（一）望形的原理和意义

根据阴阳五行学说和藏象经络学说，人体内以五脏分属五行，外以皮、肉、脉、筋、骨五体合于五脏。五体依赖五脏精气充养，而形体运动又可促进五脏功能活动。五脏精气盛衰和功能强弱可通过五体反映于外，故望形体可以测知脏腑气血盛衰，阴阳邪正消长，病势顺逆和邪气所在等。

（二）望形的内容

1. 形体强弱

（1）体强：表现为骨骼健壮，形体壮实，胸廓宽厚，肌肉充实，皮肤润泽。同时精力充沛，食欲旺盛。说明内脏坚实，气血旺盛，抗病力强，不易患病，即使患病也容易治愈，预后良好。

（2）体弱：表现为骨骼细小，形体羸弱，胸廓狭窄，肌肉瘦削，皮肤干枯。同时精神不振，食欲不佳。说明气血不足，内脏虚弱，抗病力弱，容易患病，且病后迁延难愈，预后较差。

2. 形体胖瘦 正常人胖瘦适中，各部组织匀称，可因年龄、体质等因素影响，而使形体微胖或偏瘦，属正常，但过于肥胖或过于消瘦都可能是病理状态。

（1）肥胖：其体形特点是头圆颈粗、胸厚短圆、大腹便便等。若胖而能食，肌肉坚实，为形气有余；若肥而食少，动则乏力，属形盛气虚。肥胖多为嗜食少动，脾胃失健，致使痰湿脂膏积聚，故古人有“肥人多痰湿”之说。药物性肥胖则多为激素的副作用。

（2）消瘦：其体形特点是头颈细长，胸狭平坦，腹部瘦瘪等。若形瘦，但肌肉健壮，精充神旺，属健康之人；若形瘦，但多食善饥，多为中焦火炽；若形瘦，食少偏食，多为中气虚弱。

3. 形体体质 体质在一定程度上反映了机体阴阳气血盛衰的禀赋特点和对疾病的易感性，不同体质的人得病后的转归也有不同。体质分类方法多样，其中较简单的是将体质分为以下三种。

（1）阳脏人：多阳盛阴虚，体形偏于瘦长，总的特点为头颈细长，肩窄胸平身体姿势多前屈。其患病特点是易感火热邪气，病易从阳化热，致伤津耗阴。

（2）阴脏人：多阳虚阴盛，体形偏于矮胖，总的特点为头圆颈粗，肩宽胸厚身体姿态多后仰。其患病特点是易感寒湿邪气，病易从阴化寒，致寒湿痰浊内停。

（3）平脏人：气血调匀，得其中正，无偏盛偏衰，故体形适中。

四、望 态

望态，又称望姿态，主要通过观察患者的动静姿态和肢体异常动作以诊察病情的方法。

（一）望态的原理

患者的姿态变化与疾病关系密切。中医理论认为：阳主动，阴主静。一般而言，阳、实、热证患者，机体功能亢进，多表现为躁动不安；阴、虚、寒证患者，机体功能衰减，多表现为喜静少动。此外，疾病常常可迫使患者采取不同的保护性体位和动态，以减轻疾病痛苦。因此，观察患者的动静姿态和体位动作有助于疾病的诊断。正如《望诊遵经》所说：“善诊者，观动静之常，以审动静之变，合乎望闻问切，辨其寒热虚实。”

（二）望态的内容

1. 动静姿态

（1）坐姿：坐而喜仰，多属肺实气逆；坐而喜俯，多肺虚少气；但坐不得卧，卧则咳逆，多为咳喘肺胀，或水气凌心；但卧不得坐，坐则眩晕，多为肝阳化风，或气血俱虚；坐而欲起，多为痰饮水湿所致；坐卧不安，有腹满胀痛之因，但多为郁怒烦躁之故。

（2）卧姿：卧则好动，辗转反侧烦躁不安，多属阳、实、热证；卧且喜静，懒言少动，多属阴、虚、寒证。蜷卧缩足，多为阳虚畏寒，或有剧痛；反之仰卧伸足，则为阳证热盛而恶热。

（3）立姿：站立不稳，其态似醉，并见眩晕者，多属肝风内动或脑部病变。不耐久站，为腰膝双腿有疾，或无此疾患但时欲倚物支撑，则多属气血虚衰。

（4）行态：以手护胸腹，俯身前倾者，多为腹痛之征；以手护腰膝，行动艰难，多为腰膝疾患；此即保护性体位，为“护处必痛”。行走时身体震动不定，多为肝风内动，或是中风后遗症。

2. 异常动作

（1）颤动：睑、面、唇、指、趾不时颤动，可见于不同疾病，其因不外乎虚损和动风，如热邪炽盛，热盛动风证；亦有因阴亏血虚，筋脉失养所致者。

（2）猝然昏倒：猝然昏倒，不省人事，若醒后伴见半身不遂，口眼㖞斜者为中风病；若醒后如常，发作间口吐涎沫，伴四肢抽搐者为痫病；当盛夏之时，猝然昏倒，面赤而汗出，多为中暑。

（3）恶寒战栗（寒战）：见于疟疾发作，或为伤寒温病邪正剧争欲作战汗之时。

第二节 局部望诊

局部望诊，就是在全身望诊的基础上，根据病情需要，对患者某些局部进行有目的的观察，以测知病情的诊察方法。内容包括望头面、五官、躯体、四肢、二阴、皮肤等。

一、望 头 面

（一）望头部

望头部主要观察头部的动态、囟门及头发的色泽与分布等情况。

1. 头形异常 头颅的大小以头围（头部通过眉间和枕骨粗隆的横向周长）来衡量，测量头围的单位为厘米（cm）。一般足月新生儿头围值约 34cm，6 个月时头围值约 42cm，1 周岁头围值约 45cm，2 周岁头围值约 47cm，3 周岁头围值约 48.5cm，5 岁以后接近成人。明显超出此范围者为头形过大（头大），反之为头形过小（头小）。

（1）头大：头颅均匀增大，颅缝开裂，显面部较小，伴智力低下者，多为先天不足，肾精亏损，水液停聚于脑所致。

（2）头小：头颅整体狭小，颅缝早合，显头顶尖圆，伴智力低下者，多为肾精不足，颅骨发育不良所致。

（3）方颅：前额左右突出，头顶平坦，颅显顶平方正，故称方颅，多为肾精不足或脾胃虚弱，颅骨发育不良所致，多见于佝偻病或先天性梅毒患儿。

2. 囟门异常 囟门是由颅骨所围成的缝隙，是仅存在于婴幼儿时期的一种特殊的生理结构。有前囟和后囟之分，后囟呈三角形，出生时较小或已闭合，最晚在出生后 2～4 个月闭合；前囟外形近似菱形，约在出生后 12～18 个月闭合，是临床观察囟门的主要部位。

（1）囟陷：即囟门凹陷，多属虚证。6 个月以内小儿前囟微陷为生理表现。病理状态下，多由先天肾精不足或后天脾胃虚寒，气血不足，或吐泻伤津所致。

（2）囟填：即囟门突起，多属实证。生理状态下，小儿哭闹时前囟可微微突起，安静后即恢复正常。病理状态下，多由火邪上攻于脑，或颅内水液停聚，或脑髓病变所致。

（3）解颅：即囟门迟闭，骨缝不合，也称“囟解”。多由先天肾气不足，发育不良，或后天脾胃虚弱所致，多见于佝偻病患儿。

3. 头的动态异常 头摇不能自主，不论成人或儿童，多为肝风内动之兆，或气血虚衰、脑神失养所致。

4. 头发异常 正常人肾气盛而精血充足，故发黑浓密润泽。

（1）发黄：发黄干枯，稀疏易落，为精血不足，常见于大病之后或素体虚损。小儿头发稀疏黄软，伴形体羸弱，生长迟缓，多因先天不足，肾精亏损；小儿发结枯黄无泽如穗，伴见面黄肌瘦，腹大胀满，多为疳积。

（2）发白：青少年发白是由先天禀赋不同，不作疾病论；但青少年白发而伴有耳鸣、腰酸者属肾虚，伴有失眠健忘者为劳神伤血。

（3）脱发：青壮年头发稀疏易落，若伴眩晕健忘，腰膝酸软，为肾虚；若伴头痒多屑，易油腻者，为血热。头发突然无明显外因，呈斑片状脱落，多属血虚受风，又称斑秃，俗称“鬼剃头”。

（二）望面部

望面部应包括望面部色泽、面部形态等内容，此处重点叙述面部形态异常。

1. 面肿 面部浮肿，多见于水肿病。头面皮肤肿胀，焮红如涂丹，压之褪色，伴有疼痛，是抱头火丹，多由风热火毒上攻所致。头肿大如斗，面目肿盛，致目不能开，称为“大头瘟”，为天行时疫，毒火上攻所致。

2. 腮肿 腮部突起肿胀，面赤咽痛，或喉不肿痛，但外肿而兼耳聋，此为“痄腮”，多由外感温毒侵及。颐颔部发疽肿甚，张口受限，伴寒热者，为“发颐”，多为阳明经热毒上攻。

3. 口眼㖞斜 单见口眼㖞斜，肌肤不仁，患侧肌肉运动失灵，称“口僻”，为风邪中络，或络脉空虚，风痰痹阻。若口眼㖞斜兼半身不遂者，为中风，多因肝阳化风，风痰阻闭经络。

4. 特殊面容

（1）惊恐貌：面部呈现惊悚恐惧的表现，多见于小儿惊风、狂犬病及瘿病。

（2）苦笑貌：面肌痉挛呈现无可奈何的苦笑样表现，可见于新生儿脐风、破伤风等病。

二、望 五 官

（一）望目

目为肝之窍，心之使，目为肾精之所藏，为血之宗，五脏六腑之精气皆上注于目，故目与五脏六腑皆有联系。中医将五脏与目的关系归纳为“五轮学说”：瞳仁属肾，称为水轮；黑睛属肝，称为风轮；白睛属肺，称为气轮；眼睑属脾，称为肉轮；两眦属心，称为血轮（图 1-3）。

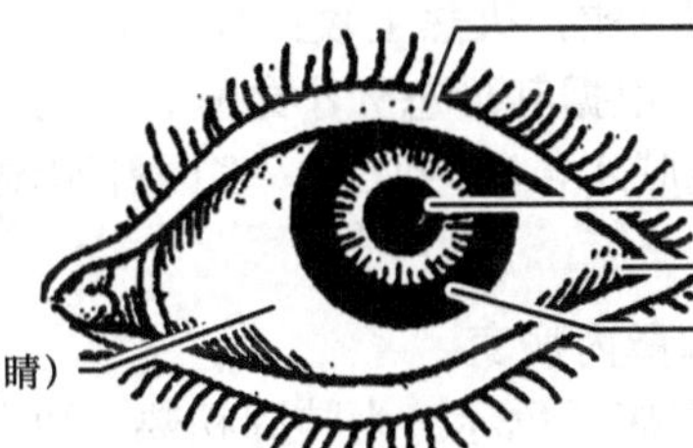

图 1-3　五轮部位与五脏分属图

望目应重点观察两眼的目神、目色、目形和目态的异常改变。

1. 目神　目神是诊察两目的神气之有无。眼睛黑白分明，精彩内含，神光充沛，有眵有泪，视物清晰，是眼有神，虽病易治。反之，白睛暗浊，黑睛色滞，失却精彩，浮光暴露，无眵无泪，视物模糊，是眼无神，病属难治。

2. 目色

（1）目赤：多属实热证。如目眦赤痛为心火；白睛赤为肺火；胞睑皮红湿烂是脾有湿热；全目赤肿为肝经风热上犯。

（2）白睛发黄：多见于肝胆疏泄失常，胆汁外溢所致的黄疸。

（3）目眦淡白：多为血虚、失血，是血液亏虚，不能上荣于目。

（4）目胞色晦暗：多肾虚；目眶缘色黑，伴肌肤甲错，多为瘀血内阻。

（5）黑睛灰白混浊：为目生翳，属外障眼疾。可见于眼外伤及某些全身疾病、小儿疳积等。

3. 目形

（1）胞睑肿胀：目胞浮肿，皮色不变或较光亮，是水肿病初起之征。若眼睑边缘，肿起状若麦粒，痒痛肿甚，易成脓溃破者，为“针眼”；若全睑漫肿，红肿如涂丹，热如火灼，易破溃，溃后脓出始愈，为“眼丹”。后二证皆为风热相搏，或脾胃积热，上攻于目所致。

（2）眼窝凹陷：多因吐泻伤津，或久病、重病耗竭精气所致。

（3）眼球突出：眼突而喘，属肺胀，多因肺气不宣所致。眼突颈肿，属瘿病，多因情志内伤或水土失宜。眼珠进行性突出，常为眶内肿瘤所致。

4. 目态

（1）瞳孔改变：正常人瞳孔呈直径 3～4mm 的圆形，双侧等大等圆，对光反应灵敏。瞳孔缩小常见于川乌、草乌、吗啡、毒蕈、有机磷农药等中毒，也可为肝胆火炽，或劳损肝肾，虚火上扰等所致。瞳孔散大常见于绿风内障、中毒（如杏仁、麻黄、曼陀罗等）及某些西药（如阿托品）所致的药物性瞳孔散大。两侧瞳孔完全散大，对光反射消失，则是濒死的征象之一。

（2）目睛微定：患者两眼固定，转动不灵，固定前视者，称瞪目直视；固定上视者，称戴眼反折；固定侧视者，称横目斜视。目睛微定多属肝风内动或痰热内闭，常伴有神昏、抽搐等症，属病重；或见于脏腑精气耗竭等。

（3）嗜睡露睛：多为津液大伤或脾虚，常见于小儿吐泻伤津，或脾胃虚弱或慢脾风。

（4）胞睑下垂：又称“睑废”。双睑下垂，多为先天不足，脾肾亏虚单睑下垂，多因脾虚气弱或外伤。

（二）望耳

望耳重点观察耳之色泽、形态和耳内病变。

1. 耳之色泽 正常人的耳郭色泽红润，是气血充足的表现。反之，耳薄干枯色黑，是先天肾精不足。耳郭淡白，多属寒邪侵及或气血亏虚；耳郭青黑，为痛证，为阴寒内盛；耳郭红肿，多因火毒上攻；小儿耳背有红络，伴耳根发凉，多为麻疹先兆。

2. 耳之形态 正常人耳郭厚大，是肾气充足的表现。耳郭薄小，是形亏肾虚；耳郭瘦削，是正气虚，肾精不足；耳郭肿大，是邪气实，火热上攻；耳轮甲错，是久病瘀血。

3. 耳内病变 耳内赘生小肉团，根据其形态大小之别，又分为“耳痔”“耳蕈”“耳挺”，三者皆因肝肾胃火郁结而成。耳内流脓水，称为脓耳，多因肝胆湿热蕴结。

（三）望鼻

望鼻重点观察鼻之色泽、形态和鼻内病变。

1. 鼻之色泽 鼻头色青，为腹中痛；色赤，为肺脾积热；色黄，为内有湿热；色白，为气血亏虚；色微黑，为水饮内停。鼻色明润，是健康或病将向愈之征；鼻色枯槁，为胃气已衰，属恶候。

2. 鼻之形态 鼻头红肿生疮，多属血热或胃热；鼻头色红生粉刺，伴丘疹、脓疱或鼻赘，为“酒糟鼻”，多因肺胃蕴热，使血瘀成皶；鼻柱溃陷，多见于梅毒患者；鼻柱崩塌，眉毛脱落，则是麻风恶候。鼻翼煽动，病为哮或肺热；久病鼻翼煽动，喘促而汗出，是肺气衰竭之危候。

3. 鼻内病变 鼻流清涕，多属外感风寒或阳气虚弱；鼻流浊涕，多属外感风热或肺胃蕴热；鼻流腥臭脓涕，日久不愈者，为“鼻渊”，多因肺经风热或肝胆湿热上蒸；鼻腔出血，为“鼻衄”，多因肺胃蕴热，或阴虚肺燥，伤及鼻络；鼻孔内生赘生物，为“鼻息肉”，多因湿热蕴结鼻窍。

（四）望口唇

望口与望唇主要是观察口唇色泽与形态的变化。

1. 望口

（1）口之形色：口角流涎，小儿多属脾虚湿盛，成人多见于中风口歪不收。口腔内见黄白色溃疡点，周围红晕，皮损部有灼痛感，为口疮，多因心脾积热或阴虚火旺。小儿口内两颊侧、舌面，若满布片状白屑，此为“雪口”，又因白屑满布状如鹅口，称“鹅口疮”，多因心脾积热，复感邪毒，也可因肾阴亏损，虚火上炎。

（2）口之动态：《望诊遵经》将口唇的异常动态归纳为“口形六态”。口张：口开而不能自主闭合，见于病虚；口不能合，状如鱼口，为脾绝；口不能合，气直但出不还，为肺绝。口噤：牙关紧闭而口唇难开，属实证，多因筋脉拘急，可见于中风、痫病、惊风、破伤风等。口撮：口唇上下紧聚，为邪正交争所致，可见于新生儿脐风，表现为口撮不能吮乳；若伴见角弓反张，多为破伤风患者。口僻：口角歪向一侧（健侧），患侧目不能合，口不能闭，不能皱眉鼓腮，饮食言语皆不利，见于中风者。口振：口唇振摇，战栗鼓颔，多见于疟疾发作。口动：口不能自禁，频繁开合，是胃气虚弱之象；若口角掣动不止，为动风之象。

2. 望唇

（1）唇之色泽：唇色淡白，多属血虚或失血。唇色深红，多属热盛；深红干燥，属热盛伤津。唇色青紫，多属阳气虚衰，血行瘀滞。唇色黑紫，多属寒凝血瘀或痛极血络郁阻。唇色深如樱桃色，多见于一氧化碳中毒。

（2）唇之形态：唇裂如兔唇者，多为先天发育畸形。唇干而裂，为津液已伤，多属燥热伤津或阴虚液亏。唇舌糜烂，多因脾胃积热上蒸，热邪灼伤唇部。唇边生疮，红肿疼痛，为心脾积热。

（五）望齿龈

望齿龈应注意其色泽、润燥、动态等。

1. 望牙齿

（1）牙齿色泽：正常牙齿润泽洁白，形坚齿固，是津液内充，肾气充足的表现，或虽病而津未伤。若牙齿黄而干燥者，是热盛伤津；若光燥如石，是阳明热盛；若燥如枯骨，是肾阴枯涸；久病牙齿枯黄脱落，属骨绝之重病。

（2）牙齿动态：咬牙龂齿，是热盛动风，或见于痉病。咬紧牙关难开者，为风痰阻络，或热盛动风。睡中龂齿者，可见于正常人，或为内热、食滞或虫积。

2. 望牙龈

（1）牙龈色泽：正常人牙龈淡红而润泽，是胃气充足，气血调匀的表现。牙龈淡白，多是血虚；牙龈红肿疼痛，多是胃火亢盛；牙龈萎缩伴色淡者，多属胃阴不足，或肾气虚乏。

（2）牙龈形态：牙缝出血，称为齿衄。龈肉日渐萎缩，牙根宣露，称“牙宣”，多属肾虚或胃之虚火燔灼，龈肉失养所致。牙龈肿胀疼痛，伴随龈肉溃烂，甚流腐臭血水，是为“牙疳”，多因外感疫疠之邪，积毒上攻。

（六）望咽喉

望咽喉主要观察咽喉的红肿、疼痛、溃烂和假膜等情况。健康人咽喉，色泽淡红荣润，呼吸通畅，发音正常，食物吞咽通畅无阻。

1. 红肿溃烂 喉核红肿突起，甚则溃烂或有黄白色脓点，称为“乳蛾”，多因肺胃热毒壅盛。咽喉漫肿，色淡红者，多为痰湿凝聚。若色淡红不肿，微痛，或喉痒干咳，多为气阴两亏，虚火上浮。

咽喉腐烂，周围红肿，多为实证；若腐烂分散浅表者，为肺胃之热尚轻，腐烂成片或见凹陷者，为火毒壅盛。溃腐日久，周围淡红或苍白者，多属虚证；腐烂分散浅表者，为虚火上炎，腐烂成片或见凹陷者，多为气血不足，肾阴亏损，邪毒内陷。

2. 假膜 咽部溃烂，溃烂面被腐膜所覆盖，此膜颜色呈黄白或灰白色，称为假膜。若假膜松厚，轻擦即去，且去后不复生，证轻易治，属胃热。若假膜坚韧，不易拭去，强剥出血，或剥后即复生，且伴犬吠样咳嗽者，称为“白喉”，多因外感时行疫邪，疫毒内盛，或热毒伤阴，属重证。

三、望 躯 体

望躯体的内容包括望颈项、胸胁、腹部和腰背部。

（一）望颈项

望颈项，应注意外形和动态变化。

1. 颈项外形 正常人颈项直立，左右两侧对称；男性喉结突出，女性喉结不显；安静时颈侧动脉搏动不显。其异常表现有：

（1）瘿瘤：前颌下结喉处，有肿物或瘤体，皮色不变且不痛，可随吞咽移动。多为肝郁气滞痰凝所致，或与地方水土失调有关。

（2）瘰疬：颈侧颌下，有肿块如豆如垒，累累如串珠。多因虚火内灼，炼液成痰，或外感风火时疫，夹痰结于颈部。

2. 颈项动态 正常人在生理曲度内，颈项转侧俯仰自如，其异常改变主要有：

（1）项强：指项部拘急或强硬，活动受限。伴恶寒、脉浮者，为外感风寒，太阳经气不利；伴高热神昏，抽搐，为热极生风；睡醒后项强不便，为“落枕”，多因睡姿不当或风寒客于经络。

（2）项软：指颈项软弱，无力举头。小儿项软，多因禀赋不足或后天失养，属五软之一，常见于重度佝偻病患儿；久病、重病之人项软，伴眼窝深陷，多为脏腑精气衰竭，属病危。

（3）颈脉怒张：指颈部脉管明显胀大。多见于心血瘀阻，肺气壅滞及心肾阳衰，水气凌心等证。

（二）望胸胁

正常青壮年人胸廓两侧对称，左右径大于前后径（左右径与前后径之比约为 1.5 ∶ 1），呈扁圆柱形。小儿和老人胸廓两径几乎相等或左右径略大。常见的胸廓变形有：

1. 扁平胸　胸廓前后径过小，甚至不及左右径的一半，呈扁平状。常见于肺肾阴虚、气阴两虚，或恶病质后期极度消瘦者。

2. 桶状胸　胸廓前后径增大，大于或等于左右径，且肋平举，肋间隙增宽，胸廓呈圆桶状。多因久病咳喘，肺肾气虚，肺气失宣而壅滞，渐使胸廓变形。

3. 鸡胸　骨骼变形，胸骨下部显著前突，肋骨侧壁凹陷，形似鸡胸。多见于小儿佝偻病。

4. 胸不对称　一侧胸廓塌陷，多见于肺痿、悬饮后遗症和肺部手术后等患者；一侧胸廓膨隆，肋间隙变宽，多见于悬饮、气胸等患者。

（三）望腹部

正常人腹部平坦、对称，直立时腹部可稍隆起，仰卧时则稍凹陷。异常有：

1. 腹部膨隆　指仰卧时腹壁明显高于胸耻连线。若单腹膨胀，四肢消瘦者，属臌胀病；若腹部胀大，周身浮肿者，属水肿病；若仅见腹部膨隆，多见于积聚等病。

2. 腹部凹陷　指仰卧时腹壁明显低于胸耻连线。新病为剧烈吐泻，津液大伤；久病为脾胃虚弱，气血不足，或伴肉削著骨者，为脏腑精血耗竭，属病危。

3. 腹壁青筋　表现为腹大坚满，腹壁青筋怒张。多见于肝郁脾虚，湿停瘀阻之臌胀重证。

（四）望腰背部

1. 外形　正常人直立时脊柱居中，腰背居于两侧且对称，其异常改变主要有：

（1）脊柱后突：指脊骨过度后弯，致使前胸塌陷，背部突起，又名龟背，俗称驼背。多由肾气亏虚、发育异常，或脊椎疾患所致，亦可见于老年人。

（2）脊柱侧弯：指脊柱偏离正中线，向左或右歪曲。可由先天肾精不足，发育不良引起；亦可由一侧胸部疾患引发；还可由小儿发育期坐姿不良所致。

2. 动态　正常人腰背在生理曲度内，俯仰转侧自如。其异常改变主要有：

（1）角弓反张：指患者脊背后弯，反折如弓，兼颈项强直，四肢抽搐，为肝风内动、筋脉拘急之象，可见于热极生风、破伤风、马钱子中毒等。

（2）腰部拘急：指腰部疼痛，转侧不利，多因寒湿内侵，腰部脉络拘急，或跌仆闪挫，局部气滞血瘀。

四、望　四　肢

望四肢主要观察四肢的外形和动态。

1. 外形

（1）肌肉萎缩：即四肢或某一肢体肌肉消瘦，松软无力，多因脾胃亏虚或肝肾不足。

（2）四肢肿胀：四肢红肿疼痛者，多为热壅血瘀所致；下肢肿胀，皮肤粗厚如象皮者，多见于丝虫病；下肢或足部肿胀，或兼见全身浮肿者，多见于水肿。

（3）膝部肿大：膝部红肿热痛，屈伸不利，见于热痹，为湿热郁久化热所致；若膝肿大而股胫消瘦，形如鹤膝，称为“鹤膝风”，多因寒湿久留，气血亏虚。

（4）下肢畸形：直立时两踝并拢而两膝分离，称为“膝内翻”，又称“O”形腿或“罗圈腿”；两膝并拢而两踝分离，称为“膝外翻”，又称“X”形腿。踝关节呈固定内收位，称“足内翻”；踝关节呈固定外展位，称“足外翻”。皆属先天不足或后天失养，发育不良。

（5）小腿青筋：指小腿青筋怒张，形似蚯蚓。为寒湿内侵、络脉瘀阻所致。

（6）手指变形：梭状指，为关节呈梭状，活动受限者，多为风湿久蕴，筋脉拘挛所致。杵状指，为指末节膨大如杵者，多由久病心肺气虚，血瘀湿阻而成。

2. 动态

（1）手足蠕动：指手足时时掣动，动作迟缓无力，类似虫之蠕行，多为阴血亏虚或阴虚动风。

（2）手足颤动：指双手或下肢颤抖或振摇不定，不能自主，多为血虚筋脉失养，或饮酒过度所致。

（3）手足拘急：指手足筋肉挛急不舒，屈伸不利，多因寒邪凝滞，或气血亏虚，筋脉失养。

（4）四肢抽搐：指四肢筋脉挛急与弛张间作，舒缩交替，动作有力。多因肝风内动。

五、望 二 阴

前阴为生殖和排尿器官。后阴为肛门，为排便之门户。望前阴时，应观察局部有无肿胀、湿疮等异常改变。望后阴时，应注意观察有无红肿、裂口等异常改变。

（一）望前阴

1. 阴囊肿大 阴囊肿，不痒不痛，多见于水肿；作痛者，可见于疝气，多由肝郁、受寒、湿热、气虚或久立远行所引起。

2. 子宫脱垂 指妇女阴户中有物突出如梨状。多由脾虚下陷、中气不足或产后劳伤，使胞宫下坠于阴户之外所致。

3. 阴部湿疹 指阴部起疹，渗液，瘙痒灼痛；多因肝经湿热下注所致。

（二）望后阴

1. 肛裂 指肛管的皮肤全层纵行裂开或形成溃疡，便时疼痛流血者。多因肠燥热结或阴虚津亏，大便秘结，排便努责。

2. 痔疮 指肛门内外生有紫红色柔软小肉，突出如峙。多因肠中湿热蕴结或血热肠燥，或久坐、负重、便秘等。

3. 肛瘘 指直肠或肛管与周围皮肤相通所形成的瘘管。多因肛痈肿或痔疮溃烂日久不愈，溃口不敛形成瘘管。

4. 脱肛 指直肠或直肠黏膜反复脱出肛门外。多因脾虚中气下陷。

5. 肛痈 指肛门周围局部红肿疼痛，状如桃李，甚则重坠刺痛，破溃流脓。多因湿热下注，或外感邪毒阻于肛周。

六、望 皮 肤

望皮肤应重点观察皮肤的色泽与形态变化。

（一）皮肤色泽

1. 皮肤发赤 皮肤突然鲜红成片，如染脂涂丹，边缘清楚，灼热肿胀者，为“丹毒”，多因血分火毒。因发病部位不同而有不同名称，发于全身且游走不定者，为“赤游丹”。发于头面者，为“抱头火丹”。发于小腿足部者，为“流火”。

2. 皮肤发黄 皮肤、面目、爪甲俱黄，为黄疸。分为两大类：阳黄是指黄色鲜明如橘皮色，因湿热蕴蒸所致。阴黄指黄色晦暗如烟熏，多为寒湿阻遏。

3. 皮肤发黑 皮肤黑而晦暗，或黄中显黑，叫作“黑疸”。多为劳损伤肾，常见于黄疸病后期。周身皮肤发黑者可见于肾阳虚衰者。

4. 皮肤白斑 皮肤局部出现点片状白斑，大小不等且边界清楚，称为“白癜风”，又称“白驳风”。多因风湿侵袭，气血失和，血不荣肤。

（二）皮肤润枯

皮肤润泽者，多提示津液未伤，营血充足。皮肤干枯无华，甚至皲裂、脱屑。多因阴津耗伤，营血亏虚，肌肤失养，或燥邪侵袭，气血滞涩。若皮肤发生广泛性或局限性的干枯粗糙，如鱼之鳞，称为“肌肤甲错”。多因血瘀日久，肌肤失养。

（三）皮肤肿胀

周身肌肤肿胀，按之凹陷不起者，为水肿病。其中眼睑、颜面先肿，继则遍及全身，肿起较速，为阳水。以下肢、腹部先肿，继则波及颜面，肿起较缓，为阴水。

（四）皮肤病症

1. 斑疹　斑、疹都是疾病过程中的一个症状，两者虽常并称，但却有实质性区别。

（1）斑：色深红或青紫，多点大成片，平铺于皮肤，抚之不碍手，压之不褪色。分为阳斑和阴斑。阳斑，色深红或青紫，兼身热、面赤、脉数等，多因外感温热邪毒，内迫营血。阴斑，色淡青或淡紫，隐隐稀少，兼神疲、脉虚等，多因脾气虚衰，血失统摄。

（2）疹：色红，点小如粟，高出皮肤，抚之碍手，压之褪色。多见于麻疹、风疹、瘾疹等疾病。

1）麻疹：疹色桃红，形如麻粒，先见于耳后、发际，后逐渐延及面颈、躯干、四肢，疹出全后按出疹顺序逐渐回隐。为外感时邪所致，属儿科常见传染病。

2）风疹：疹色淡红稀疏，瘙痒不已，时发时止。为外感风热时邪所致。

3）瘾疹：皮肤突然出现红色或苍白色丘疹，边界清楚，大小形状各异，伴有剧烈瘙痒，抓挠则增大变多，发无定处，时现时隐。为外感风邪或过敏所致。

2. 水疱　指皮肤上出现散在性或成簇的小水疱。

（1）白痦：皮肤出现的一种白色晶莹如粟的小疱疹，高出皮肤，擦破流水，多发于颈胸部。多因外感湿热之邪郁于肌表，汗出不彻，多见于湿温病。

（2）水痘：皮肤出现粉红色斑丘疹，随即出现椭圆形的小水疱，晶莹明亮，浆液稀薄，皮薄易破，顶满无脐，大小不等，分批出现。多因外感时邪，内蕴湿热。属儿科常见传染病。

（3）热气疮：指口唇、鼻孔、眼睑及外阴等皮肤黏膜交界处出现针头至绿豆大小簇集成群的水疱，灼热痒痛，溃后结痂。多因外感风温热毒，或肺胃蕴热上熏，或肝经湿热下注。

（4）缠腰火丹：指多发于腰腹与胸胁部的成簇水疱。初起皮肤灼热刺痛，继之出现绿豆至黄豆大小的水疱，伴有局部刺痛。多因肝经湿热熏蒸。

（5）湿疹：指皮肤出现红斑，迅速形成肿胀、丘疹、水疱，继之破后渗液，出现红色湿润之糜烂面。多因风、湿、热邪蕴结，郁于肌肤。

3. 疮疡　指发于皮肉筋骨之间的化脓性疾患，包括痈、疽、疔、疖等。

（1）痈：红肿高大，根盘紧束，焮热疼痛，易于成脓，属阳证，多为湿热火毒内蕴，气血瘀滞。

（2）疽：分为两类。无头疽，漫肿无头，皮色不变，不热少痛，属阴证。多为气血虚而寒痰凝滞。有头疽，初起局部有粟粒样脓头，焮热红肿胀痛，易向深部及周围扩散，之后脓头相继增多，属阳证。多为外感热邪火毒、内有脏腑蕴毒，凝聚肌表，气血壅滞。

（3）疔：形小如粟，状似钉丁，坚硬根深，麻木痒痛，易发于颜面和手足。多为外感风热或内生火毒或竹木刺伤。

（4）疖：形小而圆，突起根浅，红肿不甚，易于成脓，脓溃即愈。多为外感热毒或湿热蕴结。

七、望小儿食指络脉

望小儿食指络脉，又称望小儿指纹，是指通过观察3岁以内小儿食指掌侧前缘部的浅表络脉形色变化以诊察病情的方法。此法始见于唐代王超《水镜图诀》，是由《灵枢·经脉》“诊鱼际络脉法”发展而来。

（一）望小儿食指络脉的方法及其正常表现

1. 望小儿食指络脉的方法　诊察时，抱小儿面向光源，医生用左手拇指和食指握住小儿食指末端，再以右手拇指的侧缘在小儿食指掌侧前缘用适中力度从命关向气关、风关连续轻推几次，使络脉显露，便于观察。

2. 小儿食指络脉的正常表现

（1）三关部位：食指络脉可按指节分为风、气、命三关。风关，为食指的第一节，即掌指关节横纹至第二节横纹之间；气关，为食指的第二节，即第二节横纹至第三节横纹之间；命关，为食指的第三节，即第三节横纹至指末端（图 1-4）。

（2）正常络脉特点：正常的络脉在食指掌侧前缘，纹色浅红，红黄相间，络脉隐隐显露于风关之内，粗细适中。

（3）影响因素：小儿食指络脉易受多种因素影响，因此要做出正确诊断，必须排除干扰因素。如气候寒热可影响络脉粗细，热则变粗增长，寒则变细缩短。年龄差异可影响络脉长短，年幼络脉较长，随年龄增长而缩短。

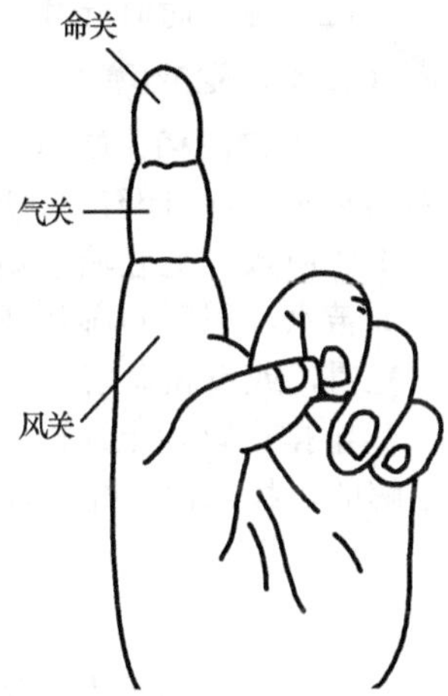

图 1-4 三关示意图

（二）小儿食指络脉病理变化的临床表现及其意义

观察小儿病理络脉，应注意其深浅、颜色、形态和长短四方面的变化。

1. 三关测轻重 络脉显于风关，是邪气入络，邪浅病轻，可见于外感初起。络脉透至气关，其色较深，是邪气入经，主邪深病重。络脉达于命关，是邪气深入脏腑，病情严重，可能危及生命，因此称为命关。络脉直达指端，叫作“透关射甲”，为病更凶险，预后不佳的表现。

2. 浮沉分表里 络脉显露而浮者，见于外感表证。因外邪袭表，正气抗争，鼓舞气血趋向于表所致。络脉不显而沉隐者，见于内伤里证。因邪气内困，阻滞气血难于外达。

3. 红紫辨寒热 络脉色鲜红而浮显易见，属于外感风寒表证，因风寒外袭，邪正相争，气血趋向于表所致。络脉色紫红，主内热证，为热盛血涌，气血壅滞脉络所致。络脉色青，主疼痛、惊风，肝风内动，脉络郁滞，以致气血运行不畅。络脉色淡白，主脾虚、疳积，因脾胃虚弱，气血生化不足，无以充养脉络。络脉色紫黑，为血络郁闭，多属病危之象，因邪气壅盛，郁闭心脉，或心肺气衰，脉络瘀阻。

4. 淡滞定虚实 络脉浅淡而纤细者，多为虚证，由于气血不足，脉络不充所致。络脉浓滞而增粗者，多为实证，由于邪正相争，气血壅滞所致。

八、望排泄物与分泌物

望排泄物与分泌物是观察患者的分泌物、排泄物和某些排出体外的病理产物的形、色、质、量的变化以诊断病情的方法。

（一）望痰涎涕唾

1. 痰与涕

（1）痰：煎熬津液而成。痰白而清稀，或有灰黑点者，为寒痰，因寒伤阳气或脾阳不足，气不化津。痰清稀而多泡沫，为风痰，为肝风夹痰上扰清空。痰白滑而量多，易咯出者，为湿痰，为脾虚不运，水湿不化。痰少而黏，难于咯出者，甚者干咳无痰，为燥痰，为燥邪犯肺或肺阴亏虚。痰中带血，色鲜红者，常见于肺痨、肺癌等，为肺阴亏虚和肝火犯肺，或痰热、邪毒壅阻。咳吐脓血腥臭痰，或吐脓痰如米粥者，为肺痈，是热毒蕴肺，肉腐而成脓所致。

（2）涕：新病鼻流清涕，为外感风寒。鼻塞流浊涕，为外感风热。久流浊涕，质稠量多，气腥臭者，为鼻渊，是湿热蕴阻所致。鼻反复阵发性清涕，为鼻鼽，是肺卫不固，风寒乘虚侵入所致。

2. 涎与唾

（1）涎：口中时吐黏涎者，为脾胃湿热，湿浊上泛。口流清涎量多者，为脾胃阳虚，气不化津。小儿口角流涎，涎渍颐下，病名称为“滞颐”，多为脾虚不能摄津，亦可为胃热虫积。睡中流涎，为胃中有热或宿食内停，痰热内蕴。咳吐涎沫，口张气短者，是肺痿。

（2）唾：时时吐唾，为胃中虚冷，或肾阳不足；胃有宿食，或湿邪留滞，也见多唾。

（二）望呕吐物

呕吐物清稀无酸臭，属寒呕，多为脾胃阳虚或寒邪犯胃所致。呕吐物秽浊酸臭，属热呕，多为邪热犯胃或肝经郁火所致。呕吐物气味酸腐夹杂不消化食物，属伤食呕吐，多为暴饮暴食，宿食不化所致。呕吐清水痰涎，伴胃有振水声，属痰饮呕吐，多为饮停胃脘，胃失和降所致。呕吐黄绿苦水，属肝胆湿热或郁热。吐血，色暗红或紫暗有块，并夹杂食物残渣，多属胃有积热或肝火犯胃，或胃腑血瘀。

望排出物除上述内容外，还包括望二便、望经带等，但在临床上这些通常是通过询问患者来了解的，故二便、经带等情况将在问诊中结合相关内容进行阐述。

第三节　舌　　诊

舌诊，又称望舌，是指通过观察人体舌质、舌苔和舌下络脉的变化，了解人体生理功能和病理变化的诊断方法。舌诊是中医诊法的特色之一，也是望诊的重要内容和临床辨证的重要依据。

一、舌的形态结构及舌诊原理

（一）舌的形态结构

舌是由黏膜和舌肌组成的扁平长形的肌性器官，是口腔中的主要器官之一，它附着于口腔底部、下颌骨和舌骨。其主要功能是调节声音、感受味觉、搅拌食物、协助吞咽等。舌的上面叫作舌面，又称舌背；舌的下面叫作舌底。舌体的前端叫作舌尖；舌体的中部叫作舌中；舌体的后部、人字形界沟之前，叫作舌根；舌体两侧叫作舌边。舌体的正中有一条不甚明显的纵行皱褶，叫作舌正中沟。当舌向上卷翘时，可看到舌底正中线上有一条连于口腔底的皱襞叫作舌系带。舌系带终点两侧各有一个小圆形突起，叫作舌下肉阜，皆有腺管开口，左侧名为“金津”，右侧名为“玉液”，为胃津、肾液上潮之孔道。

舌面上有薄而透明的黏膜覆盖，黏膜粗糙，有许多细小突起，构成舌乳头。根据不同的形态和功能，分为丝状乳头、蕈状乳头、轮廓乳头和叶状乳头。丝状乳头、蕈状乳头与舌象的形成有关，轮廓乳头、叶状乳头与味觉有密切联系。

（二）舌诊原理

1. 脏腑经络联系于舌　舌与脏腑的关系主要是通过经络循行联系。在脏腑中，尤以心和脾胃与舌的关系最为密切。

舌为心之苗窍，手少阴心经之别系舌本。因心主血脉，而舌的脉络丰富，心血上荣于舌，故人体气血运行情况，可反映在舌质的颜色上；心主神明，舌体的运动又受心神的支配，因而舌体运动是否灵活自如，语言是否清晰，与神志密切相关。故舌可以反映心、神的病变。

舌为脾之外候，足太阴脾经连舌本、散舌下，脾开窍于口，舌居口中司味觉。中医学认为，舌苔是由胃气熏蒸谷气上承于舌面而成，与脾胃运化功能相应。正如章虚谷所说：“脾胃为中土，邪入胃则生苔，如地上生草也。”舌体赖气血充养，所以舌象能反映气血的盛衰，而与脾主运化、化生气血的功能直接相关。

此外，肝藏血、主筋，足厥阴肝经络舌本。肾藏精，肾为先天之本，五脏六腑之精又都归藏于肾，足少阴肾经循喉咙，挟舌本。足太阳膀胱经经筋结于舌本。肺系上达咽喉，与舌根相连。其他脏腑组织，由经络沟通，也直接或间接与舌产生联系。所以五脏六腑的病变都可反映于舌象。

2. 舌面的脏腑分候　脏腑的病变反映于舌面，具有一定的分布规律。对此古代医籍有不同的划分记载，具体划分方法有三种。

以胃经来划分：舌尖属上脘，舌中属中脘，舌根属下脘。此法适用于胃病的诊断。

以五脏来划分：比较一致的看法是，舌尖属心肺，舌两边属肝胆，舌中属脾胃，舌根属肾（图1-5）。

以三焦来划分：舌尖属上焦，舌中属中焦，舌根属下焦。此法适用于温热病的诊断。

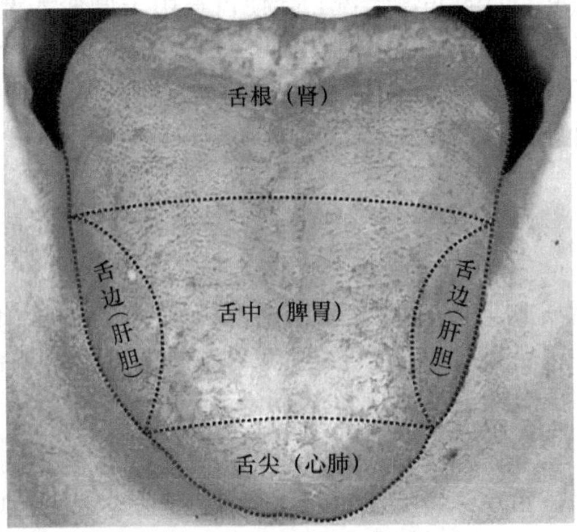

图 1-5 舌面脏腑部位分属图

3. 气血津液的盛衰反映于舌 舌为血脉丰富的肌性器官，有赖气血的濡养和津液的滋润。所以舌象能反映气血津液的盛衰，通过观察舌的润燥，可判断体内津液的盈亏及病邪性质的寒热；通过观察舌体的形色，可判断气血的充盛情况。

二、舌诊的方法及注意事项

（一）舌诊的方法

1. 体位 望舌时，医者姿势可略高于患者，以便俯视口舌部位。患者可以采用正坐位或仰卧位，面向自然光线，头略扬起，要尽量张开口，充分暴露舌体，自然舒展地将舌伸出口外，舌体放松，向两侧展平，舌尖下垂。

2. 顺序 先望舌质，再望舌苔，最后观察舌下络脉；按照舌尖、舌中、舌边、舌根的顺序依次观察。若一次望舌判断不准，可让患者休息片刻后再重新望舌。还可根据临床需要，察看舌下络脉。

3. 刮舌与揩舌 用消毒压舌板的边缘，以适中的力量，在舌面上由后向前刮 3～5 次，为刮舌。消毒纱布裹于手指上，蘸少许生理盐水在舌面上揩抹数次，为揩舌。

此外，还可以通过询问，了解舌上味觉的情况，舌体的异常感觉等，以协助诊断。

（二）舌诊的注意事项

为了使舌诊所获得的信息准确，必须注意排除各种因素所造成的虚假舌象。

1. 光线 望舌以白天充足而柔和的自然光线为佳，如在夜间或暗处，用白色日光灯为好，光线要直接照射到舌面，避免有色光源对舌色的影响。

2. 姿势 伸舌时舌体紧张、卷曲，或用力过度，或伸舌时间过长，都会致使舌体的血液循环发生变化，进而引起舌象的改变，如舌色改变、舌苔紧凑变样、舌苔干湿度变化等。

3. 食物或药品 食物、药物由口摄入，可导致舌象发生变化。一是染苔，指某些食物或药物会使舌苔染色。例如服用丹砂制成的丸散剂，常常将舌苔染成红色。食用富含脂肪的食品，如豆类、花生、瓜子、核桃、杏仁等，在短期可使舌面附着黄白色渣滓，易与腐腻苔相混。饮用椰汁、豆浆、牛奶、钡剂等，可使舌苔变白、变厚。食用蛋黄、橘子、柿子、黄连粉、维生素 B_2 等，可将舌苔染成黄色。食用或饮用各种黑褐色食品、药品，如酸梅汤、咖啡、茶、陈皮梅、盐橄榄，或长期吸烟等，会使舌苔呈黑色或灰色。一般染苔多与病情不相符，且不会均匀附着于舌面，可经揩舌除去，故会在短时间内自然退去。所以临床诊察时，应结合问诊、揩舌等进行审慎鉴别。二是食物药物的刺激、摩擦、附着作用。如食用刺激性食物、过冷过热的食物，常可使舌色发生改变，如吃辛热食物，舌色可由淡红变为鲜红，或由红转为绛。进食常常会使厚苔变薄，这是由食物的摩擦导致的。饮水可改变舌面的润燥情况，会使舌苔由干燥变为湿润。长期服用某些抗生素，可产生霉腐苔或黑腻苔。这些情况应注意仔细甄别。

4. 口腔 如睡觉时张口呼吸，可以使舌苔干燥、增厚；牙床不规整、镶牙，可以使舌边留有齿痕；牙齿残缺，可造成同侧舌苔偏厚。但这些因素所致的舌象异常，都不作为病理征象。

三、舌诊的内容和正常舌象

（一）舌诊的内容

舌诊的内容主要分望舌质和望舌苔两方面。望舌质诊察舌的神、色、形、态四方面，可了解脏腑的虚实和气血的盛衰。望舌苔诊察苔质、苔色两方面，可了解病位的浅深、病邪的性质、邪正的消长。特殊情况下，还要诊察舌下络脉以辅助诊断。

（二）正常舌象

正常舌象的特征表现为：舌质荣润，舌色淡红，胖瘦老嫩大小适中，舌体柔软，运动灵活自如；舌苔苔色薄白，颗粒均匀，薄薄地铺于舌面，苔质干湿适中，不黏不腻，揩之不去，其下有根，简称“淡红舌，薄白苔”。提示胃气旺盛，气血津液充盈，脏腑功能正常。

（三）舌象的生理性变异

由于受内外环境变化的影响，正常舌象可产生一定的生理性变异。

1. 年龄、性别因素 在正常人群中，随着年龄的不同，舌象也可呈现不同的情况。例如，老年人由于精气渐衰，气血常常偏虚且运行迟缓，脏腑功能减退，故多有裂纹，舌乳头也常见萎缩，舌色多暗红。儿童往往处于代谢旺盛而营养相对不足的时期，由于生长发育很快，但脾胃功能尚弱，阴阳稚弱，故舌苔偏少易剥，舌质多淡嫩。舌象一般与性别无明显关系，但女性受月经周期的生理影响，在经期可以出现舌尖边部点刺增大或舌质偏红，月经过后恢复正常。

2. 体质禀赋因素 由于每个人体质禀赋的不同，舌象可表现出一些差别。如消瘦之人舌体多色偏红且略瘦；肥胖之人舌体多色淡且略胖大。地图舌、裂纹舌、齿痕舌等可与先天因素有关。

3. 气候地域因素 正常舌象，往往随不同季节、不同地域而发生相应的变化。从季节角度看，夏季暑湿盛行，舌苔多厚，或有淡黄色；秋季燥气当令，苔多偏薄而偏干；冬季严寒，舌常湿润。从地域角度看，我国东南地区偏湿偏热，西北及东北地区偏寒冷偏干燥，均会使舌象发生一定的差异。

四、常见舌象

（一）望舌质

《辨舌指南》云：“质者，舌肉也。本者，舌本也。”舌质，又称舌体，即舌的本体，是舌的肌肉和脉络组织。望舌质应从四个方面来观察，即舌的神、色、形、态。

1. 望舌神 舌神主要表现在舌质的荣枯与灵动方面。

（1）荣舌：谓舌之有神，指舌质荣润红活，有生气，有光彩，舌体活动自如者。

【临床意义】 常见于健康人，为气血充盛的表现，生机旺盛。虽病也是善候，预后较好。

【机理分析】 气血旺盛，气帅血液上荣于舌，故而荣润红活。

（2）枯舌：谓舌之无神，指舌质干枯死板，毫无生气，失去光泽或活动不灵者。

【临床意义】 为气血衰败的征象。病见枯舌，多属危重病证，生机已微。乃是恶候，预后较差。

【机理分析】 脏腑气血败坏，不能荣润舌体，故而晦暗干枯死板。

2. 望舌色 舌色指舌质的颜色。多分为五种，即淡红、淡白、红、绛、青紫。

（1）淡红舌：舌色淡红润泽。

【临床意义】 常见于健康人；或病情轻浅，外感病中多属表证，内伤杂病中多属病轻。

【机理分析】 健康之人，气血调和，故舌见淡红。在外感表证初起时，病情轻浅，邪尚未伤及气血和脏腑，故舌色仍见淡红。在内伤杂病中，若舌色淡红明润，提示病情尚轻，气血未损，阴阳平和；或为疾病转愈之佳兆。

（2）淡白舌：比正常人的舌色浅淡。枯白舌为舌色白，甚至全无血色。

【临床意义】 主气血两虚、阳虚。枯白舌主亡血夺气。

【机理分析】 《舌鉴辨正》指出淡白舌是“虚寒舌之本色”。气血亏虚，血不荣舌，或阳气虚衰，不能温运血液上荣于舌，致舌色浅淡。若舌体瘦薄而淡白光莹者，属气血两虚。若舌体胖嫩而淡白湿润，多属阳虚水湿内停。若舌枯白无华，则属亡血夺气，舌无血气充养，病情危重。

（3）红舌：舌色较正常舌色红，甚至呈鲜红色。舌红可只见于舌尖、舌边，亦可见于整个舌体。

【临床意义】 主热证。

【机理分析】 因血得热运行加速，舌体脉络充盈；或阴液亏乏，虚火上炎故舌色鲜红。舌色稍红，或仅舌边尖略红，属外感风热表证初起；舌鲜红起芒刺，或兼黄厚苔，属实热证；舌鲜红而少苔或无苔，或有裂纹，为虚热证；舌尖红，多为心火上炎；舌边红赤，多为肝经有热。

（4）绛舌：较红舌颜色更深，或略带暗红色。

【临床意义】 主热盛。

【机理分析】 绛舌多由红舌进一步发展而成。舌绛有苔，多属温热病热入营血，或脏腑内热炽盛。绛色愈深，热邪愈甚。《辨舌指南》曰：“绛，深红色也。心主营、主血，舌苔绛燥，邪已入营中。”舌绛少苔或无苔，或有裂纹，多属久病阴虚火旺，或热病后期阴液耗损。《辨舌指南》曰：“若舌绛而光亮者，胃阴亡也”“舌虽绛而不鲜，干枯而萎者，肾阴涸也”。

（5）青紫舌：全舌淡紫而无红色，称为青舌，有古籍谓之水牛舌。深绛而色暗，称为紫舌。其中，舌淡而泛现青紫者，为淡紫舌；舌红而泛现紫色者，为紫红舌；舌绛而泛现紫色者，为绛紫舌；舌体局部出现紫色斑点，大小不等，称为紫斑或紫点。

【临床意义】 主气血瘀滞。

【机理分析】 青紫舌多由淡白舌或红绛舌发展而成，故其主病即是在淡白舌或红绛舌基础上出现气血运行不畅的病理改变，故舌见青紫。淡紫舌或青紫而湿润者，多由淡白舌转变而成，由于阴寒邪胜，阳气郁而不宣，致血行凝滞；或阳气虚衰，致气血运行不畅。舌紫红或绛紫而干枯少津者，多为红绛舌进一步发展而来，因热毒炽盛，内入营血，营阴受灼，津液耗损而致气血壅滞。全舌青紫者，其病多是全身性血行瘀滞；舌有青紫色斑点者，可能是瘀血阻滞于某局部，或局部血络损伤所致，故常称之为“瘀斑”或“瘀点”。舌色淡红中泛现青紫者，多因肺气壅滞，或肝郁血瘀，或气虚无力推动血液运行，血流缓慢所致；亦可见于先天性心脏病，或某些药物、食物中毒等。

3. 望舌形 舌形指舌体的形状，包括老嫩、胖瘦、点刺、裂纹、齿痕等特殊病态形状。

（1）老、嫩舌：老即为苍老舌，指舌质纹理粗糙或皱缩，坚敛而不柔软，舌色较暗者。嫩即为娇嫩舌，指舌质纹理细腻，浮胖娇嫩，舌色浅淡者。

【临床意义】 老舌多主实证；嫩舌多主虚证。

【机理分析】 舌质老、嫩是疾病虚实的标志之一。正如《临症验舌法》所说：“凡病属实者，其舌必坚敛而兼苍老；病属虚者，其舌必浮胖而娇嫩，如此分别则为虚为实。”实邪亢盛，充斥体内，而正气未衰，邪正交争，邪气壅滞于上，故舌质苍老。气血不足，舌体脉络不充，或阳气亏虚，运血无力，寒湿内生，以致舌嫩色淡白。

（2）胖、瘦舌：胖舌可分为胖大舌和肿胀舌。胖大舌指舌体较正常舌大而厚，伸舌满口者。肿胀舌指舌体肿大满嘴，甚至不能闭口，伸出则难以缩回者。瘦薄舌指舌体比正常舌瘦小而薄者。

【临床意义】 胖大舌多主水湿、痰饮内停。肿胀舌多主湿热、热毒上壅。瘦薄舌多主气血两虚、阴虚火旺。

【机理分析】 胖大舌，多因脾肾阳虚，气化失常，津液输布障碍，水湿内停。舌肿胀色红绛，其成因主要有：心脾热盛，热毒上壅；或素嗜饮酒，又病温热，邪热夹酒毒上壅；或因中毒导致血液瘀滞；亦可见于先天性舌血管瘤患者。瘦薄舌，多由气血阴液不足，不能充盈舌体，舌失濡养所致。舌体瘦薄而色淡者多是气血两虚；舌体瘦薄色红绛，少或干燥无苔者，多见于阴虚火旺。

（3）点、刺舌：点和刺相似且时常并见，故可合称点刺舌，且多见于舌的边尖部分。点指鼓起于舌面的红色、白色或黑色星点。小者为点，称红点舌；大者为星，称红星舌。刺指舌乳头突起如刺，摸之棘手的红色或黄黑色点刺，叫作芒刺舌。

【临床意义】 主脏腑热极，或血分热盛。

【机理分析】 点刺舌，是邪热内蕴，充斥舌络所致。一般点刺愈多，颜色愈深，则邪热愈甚。舌尖点刺，多为心火亢盛；舌边点刺，多为肝胆火盛；舌中点刺，多为胃肠热盛；若点刺兼黄燥苔，多为气分热盛。

（4）裂纹舌：舌面上出现了多少不等、深浅不一、各种形状的裂沟和裂纹，称为裂纹舌。

【临床意义】 主热盛伤阴、血虚不润、脾虚湿侵。

【机理分析】 舌红绛而有裂纹，属热盛伤阴或阴虚液涸；舌淡白而有裂纹，属血虚不润；舌淡白胖嫩，边有齿痕又兼有裂纹，属脾虚湿侵。若生来舌面上就有较浅的裂沟和裂纹，无任何不适感觉，且裂纹中一般有苔覆盖者，为先天性裂纹舌，应与病理性裂纹加以鉴别。

（5）齿痕舌：又称齿印舌，指舌体边缘有牙齿挤压的痕迹者。

【临床意义】 主脾虚、湿盛证。

【机理分析】 齿痕舌，多与胖大舌同见，多由舌体胖大而受牙齿压迫挤压而成。舌淡胖大润而边有齿痕者，多属寒湿壅盛，或阳虚水湿内停。舌质淡红而边有齿痕者，多为脾虚或气虚。舌红肿胀满口而有齿痕者，为内有湿热痰浊壅滞。舌淡红而嫩，伴舌体不大兼边有轻微齿痕者，可为先天性齿痕舌，若病中见之提示病情较轻，多见于小儿或气血不足者。

4. 望舌态 舌态，指舌体的动态。常见的病理舌态包括痿软、强硬、歪斜、颤动、吐弄、短缩等。

（1）痿软舌：舌体软弱，无力屈伸，痿废不灵。

【临床意义】 主气血俱虚、热灼津伤、阴亏已极。

【机理分析】 痿软舌多因气血亏虚，阴液亏损，舌肌筋脉失养而废弛。舌痿软而淡白无华者，多属于气血两虚；舌痿软而红绛，少苔或无苔者，多见于外感病后期，热灼津伤，或内伤杂病，阴虚火旺所致；舌痿软而红绛干枯者，为肝肾阴亏舌肌筋脉失养所致。

（2）强硬舌：舌体板硬强直，失于柔和，运动不灵。

【临床意义】 主热入心包、高热伤津、风痰阻络。

【机理分析】 强硬舌多因外感热病，邪入心包，扰乱心神，舌无主宰；或热盛伤津，筋脉失养而风动；或中风入脏，肝风夹痰，风痰阻滞等。舌强硬而色红绛少津者，为邪热炽盛所致；舌体强硬、胖大兼厚腻苔者，为风痰阻络所致；舌强语言謇涩，伴肢体麻木、眩晕者，为中风先兆。

（3）歪斜舌：伸舌时舌体偏向一侧，或左或右。

【临床意义】 主中风或中风先兆。

【机理分析】 歪斜舌多因肝风内动，夹痰或夹瘀，痰瘀阻滞经络，使一侧舌肌弛缓，伸缩无力，导致伸舌时舌体向一侧偏斜。《辨舌指南》云："若色紫红势急者，由肝风发痉，宜息风镇痉；色淡红势缓者，多为中风偏枯。若舌偏歪，语謇，口眼㖞斜，半身不遂者，偏风也。"

（4）颤动舌：指舌体震颤抖动，不能自主。轻者仅伸舌时颤动；重者不伸舌时亦抖颤难宁。

【临床意义】 多主肝风内动。

【机理分析】 气血亏虚，阴液亏损，舌失于濡养，无力平稳伸展舌体；或热极生风，或肝阳化风，皆可出现舌颤动。久病舌淡白而颤动者，多属血虚动风；新病舌绛而颤动者，多属热极生风；舌红少津而颤动者，多属阴虚动风，或肝阳化风。另外，酒毒内蕴，亦可见舌体颤动。

（5）吐弄舌：吐舌指舌伸于口外，不即回缩。弄舌指伸舌即回，或反复舐弄口唇四周。

【临床意义】 多主心脾有热。

【机理分析】 两者皆因心、脾二经有热所致，故舌常伸于口外。心热则动风，脾热则津耗，以致筋脉紧缩不舒，频频动摇。吐舌多见于疫毒攻心或正气已绝，往往全舌色紫。弄舌多见于热甚动风先兆。小儿智力发育不全时，也可见吐弄舌。

（6）短缩舌：舌体卷短紧缩不能伸长，甚至伸舌难以抵齿。

【临床意义】 主寒凝、痰阻、津伤、气血俱虚。

【机理分析】 病中见舌短缩，无论因虚因实，是病情危重的表现。其成因有四：一是舌淡白或青紫湿润而短缩者，多属寒凝筋脉。二是舌胖苔黏腻而短缩者，多属痰浊内蕴，经气阻滞。三是舌红绛干燥而短缩者，多属热盛伤津动风，筋脉挛急。四是舌淡白胖嫩而短缩者，多属气血俱虚，舌失充养，筋脉痿弱而显短缩。

（二）望舌苔

舌苔，是指散布在舌面上的一层苔状物，由胃气向上熏蒸胃中谷气、食浊，凝聚于舌面而形成。望舌苔应从两个方面来观察，即苔质和苔色。

1. 望苔质 苔质，指舌苔的形态和质地。有薄厚、润、滑、燥、糙、腻腐、剥落、偏全及真假等变化。

（1）薄、厚苔：苔的薄厚以“见底”和“不见底”作为标准。

【临床意义】 主要可反映邪气之深浅和邪正之盛衰。薄苔，多见于疾病初起，主外感表证，或内伤轻病。厚苔多主邪盛入里，或内有痰饮湿食积滞。

【机理分析】 薄苔为正常舌苔的表现之一，舌苔薄而均匀。若有病见之，亦属疾病轻浅，胃气未伤。厚苔提示疾病在里，病情较重，是胃气夹湿浊、痰浊、食浊等邪气熏蒸，积滞舌面所致。

舌苔的厚薄变化，称作舌苔的消长，反映着邪正相争的过程，可判断疾病的进退预后。消是舌苔由厚变薄，提示正气胜邪，或内邪消散外达，为病退。长是舌苔由薄变厚，提示邪气渐盛，或表邪入里，为病进。舌苔的厚薄转化一般是渐变的过程。如薄苔突然增厚，提示邪气盛极，迅速入里；若苔厚，骤然消退，舌上无新生舌苔，为正不胜邪，或胃气暴绝。

（2）润、滑、燥、糙苔：润苔指舌苔润泽有津，干湿适中。滑苔指舌面水分过多，扪之湿滑，甚者伸舌欲滴。燥苔指舌苔干燥，望之干枯，扪之无津，甚则舌苔干裂。糙苔指苔质颗粒粗糙如砂石，扪之糙手。

【临床意义】 主要反映津液的盈亏和输布情况。

【机理分析】 润苔是正常舌苔的表现之一，是津液上承于舌的征象。病中见之说明体内津液未伤，如风寒表证、湿证初起、食滞、瘀血等。滑苔为感受寒湿之邪，或阳气虚衰致痰饮、水湿内生，聚于舌面而成。燥苔主体内津液已伤或津不上乘。见于两种情况：一是邪热炽盛，大汗、吐泻后，燥气伤肺，或过服温燥药物等，导致津液不足，舌苔失于濡润而干燥；二是痰饮、瘀血内阻，阳气被遏，津液输布障碍而不能上承舌面，而见燥苔。糙苔可由燥苔进一步发展而成，多见于热盛伤津之重证。舌苔由润变燥，为热重津伤或津失输布；舌苔由燥转润，主热退津复或饮邪始化。

（3）腻、腐苔：腻苔指苔质颗粒细腻致密，揩之不去，刮之不脱，如涂有油腻之状，融合成片，紧贴舌面者。腐苔指苔质颗粒疏松，粗大而厚，形如豆腐渣堆积舌面，揩之易去者。

【临床意义】 腻苔主湿浊、痰饮、食积。腐苔主食积胃肠或痰湿蕴热。

【机理分析】 腻苔多因湿浊内蕴，阳气被遏。舌苔黄厚腻，为痰热、湿热、暑温、湿温等邪内蕴，腑气不畅。舌苔白腻不燥，自觉胸闷，为食积或脾虚湿困，阻滞气机。舌苔白腻而滑，为痰浊、寒湿内阻，阳气被遏，气机阻滞。舌苔白黏腻而厚，口中发甜，为脾胃湿热，邪聚上泛。腐苔多因阳热有余，蒸腾胃中秽浊之邪上升所致。病中腐苔渐退，渐生浮薄新苔，这是正气胜邪的苔象，为病邪解尽。若腐苔脱落，不能续生新苔者，为病久胃气衰败，属于无根苔。

（4）剥（落）苔：舌苔全部或部分脱落，脱落处可见舌底光滑无苔，称为剥（落）苔。其中，舌苔多处剥脱，舌面仅斑驳残存少量舌苔者，为花剥苔；舌苔不规则地剥脱，边缘凸起，界线清楚，形似地图，部位时有转移者，为地图舌；舌苔全部剥脱，舌面光洁如镜者，为镜面舌，又称光滑舌；舌苔剥脱处舌面不光滑，仍有新生苔质颗粒可见者，为类剥苔。

【临床意义】 主胃气不足，胃阴损伤，或气血两虚。

【机理分析】 剥（落）苔的形成，为胃气匮乏，不得上熏于舌，或胃阴损伤，不能上潮于舌所致。舌红苔剥多为阴虚；舌淡苔剥或类剥苔，多为血虚或气血两虚；镜面舌色红绛者，为胃阴枯竭，胃乏生气之兆，属阴虚重证；舌面光洁如镜，甚则毫无血色者，主营血大虚，阳气虚衰，病重难治；舌苔部分脱落，未剥脱处仍有腻苔者，多为正气亏虚，痰浊未化，病情较为复杂。剥（落）苔的范围大小，多与气阴或气血不足程度有关。剥脱部位，多与舌面脏腑分属相应。地图舌以儿童多见，多与阴虚禀赋体质有关。

观察舌苔的有无、消长及剥脱变化，能测知胃气、胃阴的存亡，亦可反映邪正盛衰，判断疾病的预后。舌苔从全到剥，是胃的气阴不足，正气渐衰的表现；舌苔剥脱后，复生薄白之苔，为邪去正胜，胃气渐复之佳兆。辨舌苔的剥落还应与先天性剥苔加以区别。先天性剥苔是生来就有的剥苔，其部位常在舌面中央人字界沟之前，呈菱形，多与先天因素有关。

（5）偏、全苔：偏苔指舌苔半布，偏于前、后、左、右某一局部。全苔指舌苔布满全舌。

【临床意义】 偏苔常提示舌苔所偏之处所候脏腑有邪气停聚。全苔主邪气散漫，多为湿痰阻滞中焦之征。

【机理分析】 舌苔偏于舌尖部，是邪气入里未深，而胃气却已先伤。舌苔偏于舌中舌根部，是外邪虽减，但胃滞依然。舌苔只见于舌中部，是素有痰饮或食滞中焦。舌苔偏于左右一侧，常提示肝胆湿热之类疾患。

（6）真、假苔：真苔又称有根苔，指舌苔坚敛着实，紧贴舌面，刮之难去，如从舌体长出来的。假苔又称无根苔，指舌苔不着实，似浮涂舌上，刮之即去，不像是从舌上生出来的。

【临床意义】 对辨别疾病的轻重、预后有重要意义。

【机理分析】 有根无根是判断舌苔真假的依据。真苔的舌苔与舌体不可分离，苔有根蒂，是由于脾胃生气熏蒸食浊上聚于舌面而形成，故见真苔提示胃气尚存。病之初期、中期，舌见真苔且厚，为邪气深重，正气亦盛，病属实证；久病见真苔，说明正气虽有损耗，但胃气尚存，预后较佳。平人之正常苔见薄苔有根，乃胃有生气。假苔的苔无根蒂，刮后无垢，是因胃气匮乏，不能续生新苔，而已生之旧苔逐渐脱离舌体浮于舌面。舌面上浮一层厚苔，望似无根，刮后却见其下已生出一层薄薄新苔，是疾病向愈的善候。无根之苔，无论厚薄，由于没有续生新苔的迹象，说明胃气不能上潮于舌，提示气血之源，正气已衰，预后不良。

2. 望苔色 苔色的变化分为三类，即白、黄、灰黑，临床既可单独出现，亦可相兼出现。

（1）白苔：舌面上所附着的苔垢呈现白色。白苔有厚薄之分。

【临床意义】 为正常舌苔，也主表证、寒证。

【机理分析】 苔薄白而润，为正常舌象，或表证初起，或里证病轻，或阳虚内寒。苔薄白而滑，多为外感寒湿，或脾肾阳虚，水湿内停。苔薄白而干，多为外感风热或凉燥。苔白厚腻，多为湿浊内停，或为痰饮、食积。

但在特殊情况下，白苔也主热证。如舌上满布白苔，苔白如积粉，扪之不燥者，为积粉苔，见于瘟疫或内痈等，是由外感秽浊时邪与热毒相结而成。苔白而燥裂如砂石，扪之粗糙，为温病化热迅速，内热暴起，津液暴伤。

（2）黄苔：舌苔呈现黄色，有浅黄、深黄和焦黄之分。

【临床意义】 主热证、里证。

【机理分析】 由于邪热熏灼致使苔呈黄色。一般情况下，热邪愈甚，苔色愈黄，浅黄苔为热轻，深黄苔为热重，焦黄苔为热结。舌苔由白转黄，或呈黄白相间，为外感表证处于化热入里，表里相兼阶段。薄黄苔提示热势轻浅，多见于风热表证，或风寒化热入里。苔淡黄而润滑多津者，为黄滑苔，多因阳虚寒湿之体，痰饮聚久化热；或为气血亏虚，复感湿热之邪所致。苔黄而干燥，甚至苔干而硬，颗粒粗大，扪之糙手者，称黄糙苔；苔黄而干涩，中有裂纹如花瓣状，称黄瓣苔；黄黑相间，为焦黄苔；均主邪热伤津，燥结腑实之证。

（3）灰黑苔：苔色浅黑，称为灰苔；灰苔与黑苔只是颜色浅深之差别，故常并称为灰黑苔。

【临床意义】 主阴寒内盛，或里热炽盛等。

【机理分析】 灰黑苔多由白苔或黄苔转化而成。灰黑可见于寒湿病里寒之重证，亦可见于热性病里热之重证，黑色越深，病情越重。苔质的润燥是辨别灰黑苔寒热属性的重要指征。苔灰黑湿润，多为阳虚寒湿内盛，或痰饮内停。苔灰黑而干燥，多属热炽伤津，可见外感热病，或为阴虚火旺，常见于内伤杂病。若苔黑而燥裂，甚则生芒刺，无论是外感内伤，均为热极津枯之证。

（三）望舌下络脉

舌下络脉是指位于舌下舌系带两侧的大络脉，为纵行，左右各一条。

1. 正常舌下络脉的特征 其色暗红，无分支和紫点。管径小于2.7mm，长度不超过舌尖至舌下肉阜连线的3/5，脉络无怒张紧束、无弯曲增生，排列有序，绝大多数为单支，极少有双支出现。

2. 望舌下络脉的方法 让患者尽量张口，舌体向上腭方向翘起，舌尖轻抵上腭，舌下络脉充分显露，使舌体自然放松，勿用力太过。望诊的顺序为首先观察舌系带两侧大络脉的形色有无异常改变，然后观察周围细小络脉的形色有无异常。

3. 舌下络脉异常及其临床意义 舌下络脉短而细，周围小络脉不明显，舌色偏淡者，多属气血不足，脉络不充。舌下络脉粗胀、分叉，或呈青紫、绛、绛紫、紫黑色，或舌下细小络脉呈暗红色或紫色网络，或舌下络脉曲张如紫色珠子状大小不等的瘀血结节等改变，皆为血瘀的征象；其形成原因可有气滞、寒凝、热郁、痰湿、气虚、阳虚等，需结合其他症状综合分析。

（李志茹 海 日）

第二章　闻　　诊

闻诊是指通过听声音和嗅气味以了解患者健康，诊察疾病的方法。听声音是指诊察患者的声音、语言、呼吸、咳嗽、呕吐、呃逆、嗳气、太息、喷嚏、肠鸣等声响及其声调高低、强弱、缓急、清浊等。嗅气味是指嗅患者体内所发出的各种气味及分泌物、排泄物和病室的气味。

闻诊是诊察疾病的重要方法之一，颇受历代医家重视。早在《黄帝内经》中已有关于闻诊的记载，如《素问·阴阳应象大论》首次提出了五音、五声应五脏的理论；《素问·脉要精微论》更是以声音、言语、呼吸等来判断正气盈亏和邪气盛衰。《难经·六十一难》言："闻而知之谓之圣。"强调了闻诊的重要性。张仲景在《伤寒论》和《金匮要略》提出以患者的语言、呼吸、喘息、咳嗽、呕吐、呃逆、呻吟等作为闻诊的主要内容，判断疾病过程中正邪盛衰状态。后世医家将口气、鼻气以及各种分泌物、排泄物等异常的气味，列入闻诊范围，使闻诊的内容得以丰富。

第一节　听　声　音

听声音是指听辨患者的语言、声音、气息的高低、强弱、清浊、缓急变化，以及咳嗽、呕吐、肠鸣等声响以判断脏腑功能与病变性质的诊病方法。

一、正常声音

正常声音是指人在健康状态下发出的声音，亦称为常声，具有发声自然、音调和畅、柔和圆润、刚柔相济等特点，为发音器官及各脏腑功能正常，宗气充沛的表现。但因性别、年龄、身体等形质禀赋之不同，男性多声低而浊，女性多声高而清，儿童则声音尖利清脆，老人则声音浑厚低沉。此外，声音与情志的变化也密切相关。如喜时发声欢悦而散，怒时发声忿厉而急，悲哀则发声悲惨而断续，欢乐则发声舒畅而缓，敬则发声正直而严肃，爱则发声温柔而和。这些因一时情感触动而发出的声音变化，均属于正常范围。

二、病变声音

（一）发声

主要听患者病变过程中说话的声音及呻吟、惊呼等异常变化。一般发声高亢有力，声音连续者，多为形壮气足，见于实证、热证、阳证。发声低微细弱，声音断续者，多是体弱气怯，见于虚证、寒证、阴证。

若鼻塞而声音重浊者，多因感受风寒湿诸邪，致肺气不宣，鼻窍不利。

若语声嘶哑或语而无声者，前者为音哑，后者为失音，古称为"喑"。有轻重之别，轻者声嘶，重者完全不能发音。新病音哑或失音，属实证，多是外感风寒或风热袭肺，或痰浊壅滞，导致肺气不宣，清肃失职，所谓"金实不鸣"。久病音哑或失音，多属虚证，常因精气内伤，肺肾阴虚，虚火灼金，津枯肺损，声音难出，即所谓"金破不鸣"。暴怒叫喊，伤及喉咙，可导致音哑或失音，导致气阴耗伤。妇女妊娠后期出现音哑或失音者，称为妊娠失音，古称"子喑"，多为胞胎阻碍肾之精气，不能上荣咽喉所致。

呻吟不止，多是身有痛楚或有胀满。攒眉呻吟，必苦头痛。呻吟不能站立，多为腰腿痛。呻吟而扪心或护腹，多是胸部或腹痛，扪腮可能为齿痛。

阵发惊呼，发声尖锐，表情惊恐，多是惊风证。小儿夜啼亦多惊恐为病，或心脾经有热，或脾寒腹痛。

（二）语言

主要是听辨患者语言的表达与应答能力有无异常、吐字的清晰程度等。

语謇，是指神志清楚，思维正常，但语言不流利，或吐字不清。属风痰蒙蔽清窍，或风痰阻络。

错语，是指神识清楚而语言时有错乱，说后自知言错。为神明之乱，亦属心病，有虚实不同。

谵语，是指神识不清，语无伦次，声高有力，多属热扰心神之实证。

郑声，是指神识不清，言语重复，时断时续，声音低弱，属于心气大伤，精神散乱之虚证。

独语，是指自言自语，喃喃不休，见人则止，首尾不续。独语、错语均属心气不足，神失所养的虚证。

狂言，指精神错乱，狂躁妄言，语无伦次，属于痰火扰心或伤寒蓄血证。

（三）呼吸

喘，是指呼吸困难，短促急迫，甚者张口抬肩，鼻翼煽动，不能平卧。喘有虚实之分，实喘发作急骤，气粗声高息涌，唯以呼出为快，仰首目突，形体壮实，脉实有力；多为风寒袭肺或痰热壅肺、痰饮停肺，肺失清肃，肺气上逆或水气凌心射肺所致。虚喘发病徐缓，喘声低微，慌张气怯，息短不续，动则喘甚，唯以深吸为快，形体虚弱，脉虚无力；多为肺气不足，肺肾亏虚，气失摄纳。

哮，是指呼吸急促似喘，喉间痰鸣，常时发时止，缠绵难愈。多因痰饮内伏，复感外邪束于肌表，引动伏饮而发；也可因久居寒湿之地，或过食酸、咸、生冷等而诱发。

关于喘与哮的区别，虞抟的《医学正传》说“喘促喉中如水鸡声者谓之哮，气促而连续不能以息者谓之喘”，喘不兼哮，但哮必兼喘。临床上哮和喘常同时出现，所以往往称为哮喘。

短气，是指呼吸气急而短，不足以息，数而不能接续，似喘而不抬肩，喉中无痰鸣声。短气当辨虚实，伴呼吸声粗，或胸部窒闷，或胸腹胀满，脉沉等，属实证，多因痰饮、胃肠积滞、气滞血瘀所致；伴形瘦神疲，声低息微等，属虚证，多因体质虚弱或元气亏损。

少气，是指呼吸微弱而声低，气少不足以息，言语无力。少气又称气微，主诸虚劳损，多因久病体虚或肺肾气虚。

（四）咳嗽

咳嗽是指有气上升至喉咙，声道关闭，突然开放发出的一种声音。古人将其分为三种，有声无痰谓之咳，有痰无声谓之嗽，有痰有声谓之咳嗽。临床上首先应分辨咳声和痰的色、量、质变化，以及发病时间、病史及兼症等，以鉴别病证的寒热虚实。

咳声紧闷，兼见痰清稀白，鼻塞不通，多是外感风寒。

咳而声低，痰多而易咳出，多为寒痰湿浊停聚于肺，肺失肃降所致。

咳声清脆者，干咳无痰，或咳出少许黏液，多为燥邪犯肺或阴虚肺燥所致。

咳声不扬，痰稠色黄，不易咳出，咽喉干痛，多为热邪犯肺，灼伤肺津所致。

咳声阵发，发则连声不绝，甚则呕恶咳血，终止时作“鹭鸶叫声”，名曰“顿咳”“百日咳”。常见于小儿，多为风邪与伏痰搏结，郁而化热，阻遏气道所致。

咳声如犬吠样，伴有声音嘶哑，吸气困难，喉中有白膜生长，擦破流血，随之复生，多见于白喉，为肺肾阴虚，时行疫毒攻喉所致。

（五）呕吐

呕吐是指饮食物、痰涎等胃内容物，由口中吐出的症状。前人以有声无物为干呕，有物无声为吐，有声有物为呕吐。但临床上难以截然分开，故一般统称为呕吐。

吐势徐缓，声音微弱，吐物呈清水痰涎，多为虚寒证。吐势较猛，声音壮厉，呕吐物呈黏痰黄水，或酸或苦，多为实热证。呕吐呈喷射状，多为热扰神明，或因头颅外伤，或因脑髓有病等。

呕吐酸腐味食物，多属伤食。共同进餐者多人发生吐泻，可能为食物中毒。朝食暮吐、暮食朝吐者，为胃反，多属脾胃阳虚证。

（六）呃逆

呃逆是指从咽喉发出的一种不由自主的冲击声，呃呃作响，声短而频，不能自制的症状。呃逆俗称“打呃”，唐代以前称“哕”，是胃气上逆的表现。

新病闻呃，其声有力，多属寒邪或热邪客于胃；久病闻呃，其声低气怯，为胃气将绝之兆。

呃声频频，连续有力，高亢而短，多属实热；呃声低沉而长，音弱无力，良久一声，多属虚寒。

呃声不高不低，持续时间短暂，患者神清气爽，无其他兼症，为进食仓促，或偶感风寒，一时气逆所致，可自愈。

（七）嗳气

嗳气，古名“噫”，是气从胃中向上出于咽喉而发出的一种长而缓声音，是胃气上逆的表现之一。

饮食之后，偶有嗳气，并非病态，若嗳出酸腐气味，兼胸脘胀满者，是宿食不消，胃脘气滞。

嗳声响亮，频频发作，嗳气后脘腹宽舒，属肝气犯胃，嗳气常随情绪变化而增减。

嗳气低沉，无酸腐气味，纳谷不馨，为脾胃虚弱，多见于久病者或老人。

（八）太息

太息为情志病之声。在情绪抑郁时，因胸闷不畅，引一声长吁或短叹后，则自觉舒适。多由心有不平，愁闷之时而发出，为情志不遂，肝气郁结之象。

（九）喷嚏

喷嚏是由肺气上冲于鼻而发出的声音，若新病喷嚏，兼有恶寒发热、鼻塞流清涕等症状，为外感风寒。若常年反复出现喷嚏，鼻痒，流清涕，多因气虚、阳虚之体，风邪袭扰。外邪郁表，日久不愈，忽有喷嚏者，为病愈之佳兆。

（十）肠鸣

肠鸣是指腹中胃肠蠕动所产生的声音。

肠鸣音增多，脘腹部鸣响如囊裹浆，辘辘有声，行走或推抚脘部时，其声下移者，称为“振水声”。非饮水而常见此声者，多为水饮留聚于胃，中焦气机阻遏所致。鸣响在脘腹，如饥肠辘辘，得温得食则减，饥寒则重者，为中气不足，胃肠虚寒。肠鸣阵作，伴有腹痛欲泻，泻后痛减，胸胁满闷不舒者，为肝脾不调。

肠鸣稀少，多因肠道传导功能障碍。实证多因实热蕴结肠胃，肠道气机受阻，或肝脾不调，气机郁滞，肠道腑气欠通，或阴寒凝滞，气机闭阻，肠道不通等。虚证多因脾肺气虚，肠道虚弱，传导无力。

肠鸣音完全消失，脘腹部胀满疼痛拒按者，多属肠道气滞不通之重证，可见于肠痹或肠结等病。

第二节 嗅 气 味

嗅气味，是指嗅辨患者身体（病体）气味与病室气味以诊察疾病的方法。

一、病体气味

（一）口气

正常人说话时不会有臭气，如有口臭，多属消化不良，或有龋齿，或口腔不洁。口出酸臭气的，是内有宿食。口出臭秽气的，是胃热。口出腐臭气，或兼咳吐脓血者，多是内有溃腐疡疮。

（二）汗气

汗气是指患者随汗出而散发出的气味。汗出腥膻，多见于风温、湿温、热病，是风湿热邪久蕴皮肤所致。汗出腥臭，多见于瘟疫，或暑热火毒炽盛所致。

（三）鼻臭

鼻出臭气，流浊涕经常不止，是鼻渊证。

（四）身臭

应检查病体是否有溃腐疮疡。有些异常的气味，病者也能自觉感受。因此，对于排泄物如痰涎、大小便、妇人经带等的异常气味，通过问诊可以得知。

咳吐浊痰脓血，有腥臭气的为肺痈；大便臭秽为热，有腥气为寒；小便黄赤浊臭，多是湿热；矢气酸臭，多是宿食停滞；妇人经带有臭气为热，有腥气为寒。

二、病室气味

瘟疫病开始，即有臭气触人，轻则盈于床帐，重则充满一室。病室有腐臭或尸臭气味的，是脏腑败坏，病属危重。病室有血腥臭，患者多患失血证。病室有蒜臭味，多见于有机磷农药中毒。病室有尿臊味（氨味），多见于水肿病晚期患者。病室有烂苹果样气味（酮体气味），多见于消渴病患者，均属危重证候。

（陈云志）

第三章　问　　诊

问诊是医生通过对患者或陪诊者进行有目的的询问，以了解健康，诊察病情的方法。

问诊是中医四诊的重要内容之一，历代医家向来十分重视问诊。如《素问·三部九候论》说："必审问其所始病，与今之所方病。"《难经·六十一难》称之为"问而知之谓之工"。均体现了问诊的重要地位。随着中医学的不断发展，问诊的内容也在长期的医疗实践中得到补充和完善，如明代医家张景岳在《景岳全书·十问篇》中，将问诊内容概括为十个方面，得到临床普遍应用。清代医家喻嘉言也在《寓意草·与门人定议病式》中对问诊的项目做了详细的规定，其中所涉及的各项内容与现在中医病历的书写内容颇为接近。

第一节　问诊的意义、方法和注意事项

一、问诊的意义

（一）有利于较全面地获取病情资料

在临床过程中，疾病的发生、发展、变化过程、诊治经过及患者自觉症状、既往病史、家族史等内容，只能通过问诊才能获知。尤其对于初学者，望诊、闻诊、切诊方法的运用不熟练时，问诊便显得尤为重要。

（二）有利于某些疾病的早期诊治

在临床上，某些疾病的早期，患者仅有自觉症状，尚未出现客观体征。通过系统翔实的问诊，能够为疾病的早期诊断和治疗提供依据。

（三）有利于健康教育和心理疏导

医生通过问诊，可以直接了解患者的起病原因、生活情况、思想动态和情绪变化等影响因素，有利于精神心理因素所致疾病的正确诊断，并及时进行心理疏导与健康教育。

（四）有利于建立良好的医患关系

问诊特殊性在于其是医患之间直接通过语言交流进行临床信息的采集，因此也是建立良好医患关系的重要时机。通过合理正确的问诊方式、亲切自然的语言沟通，有利于增加患者对医生的亲切感和信任感，促进医患关系和谐发展。

二、问诊的方法和注意事项

问诊要做到及时、恰当、准确、简要而无遗漏，除必须熟悉问诊内容外，还应掌握一定的方法：一是抓住重点，全面询问。问诊时，首先应认真倾听患者的叙述，然后从中抓准主诉，再围绕主诉进行有目的、有步骤的深入细致的询问，切忌主次不分。二是边问边辨，问辨结合。问诊的过程，实际上也是医生辨证思维的过程。因此，在问诊过程中，医生要做到边问边辨，边辨边问，问辨结合，减少问诊的盲目性，提高诊断的正确性。同时在问诊时应注意以下事项。

（一）诊室安静，避免打扰

问诊时应注意保持诊室安静，避免受到外界的干扰。尤其是对于某些病情不便当众表述的患者，更应单独询问。

（二）态度和蔼，认真倾听

医生要关心患者的疾苦。问诊时态度要和蔼可亲，还要耐心细致，认真负责，以取得患者的信任与合作。

（三）语言通俗，反应恰当

问诊时语言要通俗易懂，避免使用患者不易理解的医学术语，以便能够更好地与患者交流病情。此外，医生切忌在问诊过程中流露出惊讶、悲观等语言或表情，以免给患者带来不良刺激，增加患者思想负担。

（四）适当提示，避免失真

询问中如果发现患者叙述病情不清楚，可进行必要的提示或启发，但切忌凭医生个人主观意愿去暗示或诱导患者，以避免所获病情资料片面或失真。

（五）重视主诉，分清缓急

主诉往往是诊治疾病的关键所在，所以医生在问诊中要善于抓住主诉，围绕主诉进行深入询问。此外，如遇患有急性病或病情危重的患者，应分清轻重缓急，进行简明扼要的询问即可，以免耽误抢救时间，待病情缓解后，再进行详细询问。

第二节 问诊的内容

问诊的基本内容包括一般情况、主诉、现病史、既往史、个人生活史和家族史等。

一、一般情况

询问患者的姓名、性别、年龄、民族、婚否、职业、籍贯、单位、住址等。

询问一般情况，主要是便于医生对患者或家属进行联系和随访，为患者的诊治负责。同时可使医生获得与疾病有关的资料，为疾病的诊断提供一定的依据。如年龄、性别、职业、籍贯等不同，则有不同的发病特点。水痘、麻疹等病，多见于小儿；青壮年气血充盛多见实证；老年人气血已衰多见虚证；瘤病、胸痹、中风等病，多见于中老年人。妇女可有月经、带下、妊娠、产育等方面的疾病；男子可有遗精、早泄、阳痿等病变。长期从事水中作业者，易患寒湿痹病。某些地区因水土关系而使人易患瘿瘤病，疟疾在岭南等地发病率较高，蛊虫病多见于长江中下游一带等。

二、主 诉

主诉是指患者就诊时最感痛苦的症状、体征及其持续时间。如“反复头晕 1 年，加重伴头痛 2 天”“咳嗽咳痰 1 周，加重伴胸痛 1 天”。

主诉一般只有 1～2 个症状，但往往是当前疾病的主症，体现当前疾病的主要矛盾。确切的主诉常可作为对疾病正确诊断的向导，如患者叙述心悸、胸痛、乏力，若其中心悸、胸痛较突出，便可以初步考虑为心病。可见，抓准了主诉，就等于抓住了当前疾病的主要矛盾，为准确诊治疾病提供重要线索。对主诉的询问，有助于医生初步估计疾病的类别和范围、病情的轻重与缓急等。记录主诉时，通常不能把病名或患者的诊断检查结果作为主诉，如“肝阳上亢”“消渴”等，要用具体的症状和体征描述，文字简洁精练，一般不超过 20 个字。

三、现 病 史

现病史是指患者从起病到本次就诊时疾病的发生、发展、变化和诊治的经过。

（一）发病情况

发病情况包括发病的具体时间，可能的发病原因或诱因，最初的症状及其性质、部位，当时曾做过何种处理等。询问患者的发病情况有助于辨识疾病的原因、部位及性质。一般起病急、病程短者，多为外感病，多属实证；发病已久，反复发作，多为内伤病，多属虚证或为虚实夹杂证。

（二）病程经过

可按发病时间的先后顺序，询问其病情演变的主要过程。一般按照发病时间的先后顺序进行询问，包括：发病前的先兆症状、发病后某一阶段出现的症状，以及症状的性质、程度等特点及变化；症状在何时加重或减轻以及何时出现新的症状；病情变化有无规律及病情缓解、加剧的因素等。

（三）诊治经过

诊治经过包括询问患者患病后至此次就诊前，何时、何地曾进行的诊断及治疗的全部经过。对初诊患者，应详细询问此前曾做过哪些检查，结果怎样；做过何种诊断，经过哪些治疗，治疗的效果及反应如何等。了解既往诊治情况，对当前的诊断与治疗有重要的参考和借鉴作用。

（四）现在症

现在症是指患者就诊时感到的痛苦和不适，是问诊的主要内容，详见本章第三节“问现在症”。

四、既　往　史

既往史是指患者平素健康状况和既往患病情况，又称过去病史。

（一）平素健康状况

患者平素健康状况与当前疾病具有一定关系，故对当前疾病的发生发展具有重要的参考价值。如素体健壮，所患疾病多为实证；素体虚弱，所患疾病多为虚证或虚实夹杂证。

（二）既往患病情况

患者既往所患某些疾病，可能与现患病症有着密切关系。如哮病、痫病、中风等病，经治疗之后，症状虽已消失，但尚未根除，某些诱因常可导致旧病复发；患儿曾患过某些传染病，如麻疹，一般不会再患，当出现类似麻疹之象，若询问知其既往患过此病，便可排除此病。

同时还要注意患者有无药物或其他物品的过敏史，以及既往有无手术史等。

五、个人生活史

询问患者的个人生活经历、精神情志、饮食起居及婚育状况等。

（一）生活经历

了解生活经历，主要询问患者的出生地、居住地及经历地，将有助于诊断或排除某些地方病或传染病。如长期居住潮湿地带，易患风湿痹病等。

（二）精神情志

询问、了解患者平素的性格特征、疾病的发生变化与情志的关系等，有助于疾病的诊断与治疗。如平素性格内向，或忧思恼怒者，易患郁证等。

（三）饮食起居

饮食起居包括平时的饮食嗜好与生活起居习惯等。饮食偏嗜与不良的生活起居习惯可导致疾病的发生。如嗜食肥甘者，多病痰湿；偏食辛辣者，易患热证等。

（四）婚育状况

询问患者是否结婚、结婚年龄、配偶健康状况、有无子女等。对女性患者要记录其经、带、胎、产的情况，如初潮年龄、绝经年龄、月经周期、行经日数及月经和带下的量、色、质情况等。对已婚妇女还应询问妊娠次数、生产胎数，以及有无流产、早产和难产等。

六、家 族 史

家族史主要询问患者的父母、兄弟姐妹、子女及其他与患者有血缘关系的人的健康和患病情况，必要时应询问直系亲属的死亡原因。

第三节 问现在症

问现在症，是指询问患者就诊时所感受到的痛苦和不适，以及与病情相关的全身情况。

历代医家对现在症的问诊极其重视，所问内容极为详细。明代医家张景岳在总结前人问诊经验的基础上于《景岳全书·十问篇》中简明记录了问诊的主要内容，清代医家陈修园将其略作修改补充编成了“十问歌”，即：“一问寒热二问汗，三问头身四问便，五问饮食六胸腹，七聋八渴俱当辨，九问旧病十问因，再兼服药参机变，妇女尤必问经期，迟速闭崩皆可见，再添片语告儿科，天花麻疹全占验。”“十问歌”内容言简意赅，颇具指导意义，可作为初学者问诊的参考。但在临床实际运用中，还必须根据患者的具体病情灵活而重点地询问，不能机械地套问。

一、问 寒 热

问寒热，是询问患者是否有怕冷或发热的感觉。寒与热是临床上常见的症状，为辨别病邪性质与阴阳盛衰的重要依据。

“寒”是指患者自觉怕冷的感觉。根据临床表现不同，可分为恶风、恶寒和畏寒三种类型。恶风是指患者遇风觉冷，避之可缓的症状。恶寒是指患者自觉怕冷，虽多加衣被或近火取暖仍不能缓解的症状。畏寒是指患者自觉怕冷，但添加衣被或近火取暖能够缓解的症状。

“热”指发热，是指患者体温高于正常，或体温正常而自觉全身或局部（如手心、足心）发热的症状。

临床上常见的寒热症状主要有恶寒发热、但寒不热、但热不寒、寒热往来四种类型。

（一）恶寒发热

恶寒发热，是指患者恶寒与发热同时并见的情况，多见于外感病的初期阶段，是诊断表证的特征性症状。其机理是外邪侵袭肌表，卫阳被遏，肌腠失于温煦，则恶寒；正气奋起抗邪，正邪交争，卫阳失于宣发，则郁而发热。外邪袭表，无论发热与否，恶寒最为常见，古人言“有一分恶寒，便有一分表证”，正是此意。

1. 恶寒重发热轻 指怕冷感觉明显，并伴有轻微发热。多为外感风寒之邪所致，是风寒表证的特征。因寒为阴邪，束表伤阳，故恶寒明显。

2. 发热重恶寒轻 指发热较重，并伴有轻微怕冷。多为外感风热之邪所致，是风热表证的特征。因热为阳邪，易致阳盛，故发热明显。

3. 发热轻而恶风 指轻微发热，并伴有恶风感。多为外感风邪所致，是伤风表证的特征。因风性开泄，使玄府开张，故自汗恶风。

表证寒热的轻重，除与感受外邪的性质有关外，还与感邪轻重关系密切。一般而言：病邪轻者，则恶寒发热俱轻；病邪重者，则恶寒发热俱重。此外还与邪正的盛衰相关，邪正俱盛者，恶寒发热皆较重；邪轻正衰者，恶寒发热均较轻；邪盛正衰者，多为恶寒重而发热轻。

此外，个别里证也有寒热并见者，故当详辨。如疮疡火毒内发的早期，或酿脓的中期，以及疮疡已溃而毒邪未去，正不胜邪的末期等均可出现寒热并见的症状，临床当仔细辨别。

（二）但寒不热

但寒不热，是指患者仅感怕冷而不觉发热的症状，多为阴盛或阳虚所致，是里寒证的特征。

1. 新病恶寒 指患者突然感觉怕冷，且体温不高的症状。主要见于里实寒证，常伴有四肢不温，或脘腹、肢体冷痛，脉沉紧等症。多为寒邪直接侵入体内，损伤脏腑或其他局部阳气所致。

2. 久病畏寒 指患者经常怕冷，四肢凉，得温可缓的症状。主要见于里虚寒证，常兼有面色㿠白，舌淡胖嫩，脉弱等症。多为阳气虚衰，形体失于温煦所致。

（三）但热不寒

但热不寒，是指患者仅有发热而无怕冷感觉的症状。多为阳盛或阴虚所致，是里热证的特征。

1. 壮热 指患者身发高热（体温超过39℃以上）持续不退，不恶寒反恶热的症状。常见满面通红、烦热口渴、大汗出、舌红苔黄、脉洪大等症，是风寒之邪入里化热，或风热内传，正盛邪实，邪正剧争，里热亢盛，蒸达于外的表现，属里实热证。多见于伤寒阳明经证或温热病气分阶段。

2. 潮热 指患者定时发热或定时热甚，如潮汐之有定时的症状。

（1）阳明潮热：日晡（即申时，下午3～5时）发热明显，热势较高，亦称“日晡潮热”。常兼见腹满硬痛、大便秘结、口渴饮冷、苔黄厚燥等症，属阳明腑实证。多为胃肠燥热内结。

（2）阴虚潮热：午后及夜间低热，常兼见五心烦热、颧红盗汗、口燥咽干、舌红少津等症；严重者，常感觉有热自骨内向外透发，称为“骨蒸潮热”。多为阴虚火旺所致，属阴虚证。

（3）湿温潮热：午后热甚，身热不扬（肌肤初扪之不觉很热，但扪之稍久即感到灼手）。常兼见头身困重、舌红苔黄腻等症。常见于湿温病，多为湿热蕴结，湿遏热伏，热难透达所致。

此外，临床还可出现瘀血潮热，表现为午后和夜间有低热，为瘀血积久，郁而化热所致。

3. 微热 指发热不高，体温一般在37～38℃，或仅自觉发热，又称“低热”。其病因病机较为复杂，发热时间一般较长，常见于某些内伤病和温热病的后期。

（1）气虚发热：长期微热，烦劳则甚，兼见有少气自汗、倦怠乏力等症。

（2）阴虚发热：长期低热，兼见颧红盗汗、五心烦热等症。

（3）气郁发热：每因情志不舒而时有微热，兼见胸闷、急躁易怒等症。

（4）小儿夏季热：小儿在夏季气候炎热时长期发热不已，兼见烦躁、口渴、无汗、多尿等症，至秋凉时不治自愈，多属气阴两虚。

（四）寒热往来

寒热往来，是指患者自觉恶寒与发热交替发作的症状，是正邪相争，互为进退的病理反应，为半表半里证寒热的特征，可见于伤寒少阳病和疟疾。

1. 寒热往来，发无定时 指患者自觉时冷时热，一日多次发作而无时间规律。多由伤寒病邪入少阳，邪正相争于半表半里所致。

2. 寒热往来，发有定时 指患者恶寒战栗与高热交替发作，发有定时，每日发作一次或二三日发作一次的症状，常见于疟疾。因疟邪侵入人体，潜伏于半表半里的膜原部位，内入与阴争则恶寒战栗，外出与阳争则身发壮热，故寒战与壮热交替出现。

二、问　汗

汗是阳气蒸腾津液，经玄府达于体表而成。问汗是指询问患者有无汗出异常的情况。询问时应注意了解患者有汗无汗，出汗时间、多少、部位等，进行综合分析。

（一）有汗无汗

1. 无汗 病理性无汗有表里之分。表证无汗，多属风寒表证，因寒性收引，腠理致密，玄府闭塞所致。里证无汗，多因津液亏虚，化汗乏源，或阳气亏虚，化汗无力。

2. 有汗 病理性有汗有表里之分。表证有汗，多属风邪犯表证和风热表证，因风邪袭表，腠理开张，津液外泄而汗出；又热性升散，迫津外泄故有汗。里证有汗多见于里热证，因里热炽盛，迫津外泄；亦可见于里虚证，如阳气亏虚，失于固涩，或阴虚内热，蒸津外泄。

（二）特殊汗出

1. 自汗 指经常日间汗出不止，活动后更甚的症状，多见于气虚证、阳虚证。为阳气虚弱，不能固护肌表，玄府不密，津液外泄所致；动辄耗伤阳气，故汗出尤甚。

2. 盗汗 指入睡之后汗出，醒后则汗止的症状，多见于阴虚内热证。因阴虚阳亢，虚热内生，入睡后卫阳入里，不能固护肌表，阴虚内热蒸腾体内津液外泄所致。睡醒时卫阳复出于肌表，可顾护阴液，所以汗出自止。若患者气阴两虚，则常自汗、盗汗并见。

3. 绝汗 指在病情危重阶段下，突见大汗不止的症状，常是亡阴、亡阳的表现，亦称为“脱汗”。若病势危重，汗冷淋漓如水，面色苍白，肢冷脉微者，属亡阳之汗，为阳气亡脱，津随气泄之危象。若病势危重，汗热而黏如油，烦躁口渴，脉细数或疾者，属亡阴之汗，为枯竭之阴津外泄之危象。

4. 战汗 指患者先见恶寒战栗而后大汗出的症状。常见于外感热病或伤寒邪正相争的阶段，是病情发展的转折点。若寒战后汗出热退，脉静身凉，则邪去正复，疾病向愈；若汗出而身热不减，仍烦躁不安，脉来疾急，为邪胜正衰之危候。

5. 黄汗 指患者汗出沾衣，色如黄柏汁的症状。多提示风湿热邪交蒸。

（三）局部汗出

1. 头汗 指仅有头部或头颈部出汗较多的症状，又称“但头汗出”。多因上焦热盛，迫津外泄；或中焦湿热蕴结，湿郁热蒸；或元气将脱，虚阳上越，津随阳泄。

2. 半身汗 指患者身体的一半出汗，另一半无汗，无汗的半身常为病变部位。多因风痰或瘀痰等邪气阻滞经络，营卫不得周流，半身肌肤缺乏气血充养，多见于痿病、中风及截瘫患者。

3. 手足心汗 即手足之多汗症，指手足部出汗而其他部分无汗的症状。多因阳气内郁、阴虚阳亢，或中焦湿热郁蒸。

4. 心胸汗 指心胸部易出汗或汗出较多，多为虚证。可见于心脾两虚证或心肾不交证等。

5. 阴部汗出 指外阴部及其周围汗出过多，多因下焦湿热郁蒸。

三、问 疼 痛

疼痛是临床上最常见的症状之一，机体的各个部位均可发生。疼痛有虚实之分：实证多因感受外邪，或气滞血瘀，或痰浊凝滞，或食积、虫积、结石等阻滞脏腑、经络，闭塞气机，使气血运行不畅，即“不通则痛”。虚证多因阳气亏虚，精血不足，脏腑脉络失养，即“不荣则痛”。问疼痛，应注意询问疼痛的性质、部位、程度、时间及喜恶等。

（一）问疼痛的性质

1. 胀痛 指疼痛带有胀满的症状，是气滞作痛的特点。如胸、胁、脘、腹等处胀痛，时发时止，多属肺、肝、胃肠气滞之证。但头目胀痛，则多见于肝阳上亢或肝火上炎证。

2. 刺痛 指疼痛如针刺之状，是瘀血致痛的特征之一。以头部及胸、胁、脘、腹等处较为常见，常表现为疼痛部位较固定，夜间尤甚。

3. 窜痛 指疼痛部位走窜不定，或攻冲作痛的症状。若胸、胁、脘、腹等处窜痛，多为气滞；肢体关节疼痛而游走不定者，又称为“游走痛”，多见于行痹。

4. 固定痛 指疼痛部位固定不移的症状。若胸、胁、脘、腹等处固定作痛，多是瘀血为患；若四肢关节固定作痛，多因寒湿、湿热阻滞，见于寒痹（痛痹）、湿痹（着痹）等。

5. 冷痛 指疼痛有冷感而喜暖的症状。常见于腰脊、脘腹、关节等处。寒邪侵袭者，为实寒证；阳气亏虚，脏腑组织失于温煦者，为虚寒证。

6. 灼痛 指疼痛伴有灼热感而喜凉的症状。常见于咽喉、口舌、脘腹、关节等处。火邪窜络，阳热熏灼者，属实热证；阴虚火旺者，属虚热证。

7. 绞痛 指疼痛剧烈如刀绞的症状。多因瘀血、气滞、结石等有形实邪阻闭气机，或寒邪凝滞气机所致。如心脉痹阻引起的“真心痛”，结石阻塞尿路引起的腰腹痛，寒邪内侵胃肠所致的脘腹痛等。

8. 隐痛 指痛势较缓，尚可忍耐，但绵绵不休的症状。常见于头、脘腹、胁肋、腰背等部位，多因精血亏虚，或阳气不足，机体失养。

9. 重痛 指疼痛伴有沉重感的症状。常见于头部、四肢及腰部，多因湿邪困阻气机。但头部重痛，亦可因肝阳上亢，气血上壅。

10. 闷痛 指疼痛伴有满闷或憋闷感的症状。常见于胸部，多因痰浊阻肺，或痰瘀阻滞心脉，气机不畅。

11. 酸痛 指疼痛伴有酸楚不适感的症状。常见于四肢、腰背的关节、肌肉处，多因风湿侵袭，气血运行不畅，或肾虚、气血不足，组织失养。

12. 掣痛 指抽掣牵引作痛，由一处连及他处的症状，又称为“引痛”“彻痛”。多因筋脉失养，或筋脉阻滞不通。

13. 空痛 指疼痛伴有空虚感的症状，是虚证疼痛的特点。常见于头部、腹部，多因阴精不足，或气血亏虚，脏腑经络失养。

一般而言，新病疼痛，痛势剧烈，持续不解，痛而拒按，属实证；久病疼痛，痛势较轻，时痛时止，痛而喜按，属虚证；冷痛喜温，遇寒加剧，属寒证；灼痛喜凉，遇寒觉舒，属热证。

（二）问疼痛的部位

1. 头痛 指整个头部或头的某一部分疼痛的症状，有外感头痛和内伤头痛之分。凡外感风、寒、暑、湿、燥、火邪，或因痰浊、瘀血、郁火、阳亢、癥积、寄生虫等所致者，多属实证；因气血精髓亏虚，不能上荣于头，脑海空虚而引起者，多属虚证。临床可根据头痛的具体部位，结合经络的循行部位，可确定头痛属于何经。如前额连眉棱骨痛者，属阳明经；后枕痛连项背者，属太阳经；侧头痛者，属少阳经；巅顶痛者，属厥阴经等。此外，某些目、鼻的疾病亦可引起头痛。

2. 胸痛 指胸的某一部位疼痛的症状。胸居上焦，内藏心肺，故胸痛多与心肺病变有关。左胸心前区憋闷作痛，时痛时止，痛引肩臂者，多因痰、瘀等邪阻滞心脉，常见于胸痹。胸背彻痛剧烈，面色青灰，手足青至节者，多因心脉急骤闭塞不通，常见于（厥）真心痛。胸痛，颧赤盗汗，午后潮热，咳痰带血者，多因肺阴亏虚，虚火灼伤肺络，常见于肺痨。胸痛，喘促鼻煽，壮热面赤者，多因热邪壅肺，常见于肺热病。胸痛，壮热，咳吐脓血腥臭痰者，多因痰热壅肺，腐肉成脓，常见于肺痈。

3. 胁痛 指胁的一侧或两侧疼痛的症状。由于两胁为足厥阴肝经和足少阳胆经的循行部位，肝胆又位于右胁部膈下末肋之内，故胁痛多与肝胆病变有关。如肝郁气滞、肝胆湿热、肝胆火盛、肝血瘀阻及饮停胸胁，均可导致胁痛。

4. 脘痛 指上腹中部剑突下，胃之所在部位疼痛的症状。胃失和降，气机不畅，则会导致胃脘痛。一般进食后痛势缓解者，多属虚证；进食后加剧者，多属实证，胃脘冷痛，得热痛减者，多为寒证；胃脘灼痛，喜凉恶热者，多为热证；胃脘胀痛，嗳腐吞酸，矢气恶臭者，多属食滞；胃脘突然剧痛暴作，出现压痛及反跳痛者，多为胃脘穿孔；胃脘疼痛失去规律，痛无休止而明显消瘦者，应考虑胃癌的可能。

5. 腹痛 指胃脘以下至耻骨毛际以上的部位发生疼痛。腹部的范围较广，可分为大腹、小腹、少腹三部分。脐以上为大腹，属脾胃；脐以下至耻骨毛际以上为小腹，属膀胱、胞宫、大小肠；小腹两侧为少腹，属足厥阴肝经循行的部位。大腹隐痛，喜温喜按，食少便溏者，多属脾胃虚弱。小腹胀满而痛，小便频急涩痛者，多属膀胱湿热；小腹或少腹疼痛，痛而欲泻，泄后痛减者，多属肠道气滞；小腹胀痛或刺痛，与月经周期有关者，多属胞宫气滞血瘀。少腹冷痛拘急，可因寒凝肝脉而致。总之，腹痛病因复杂，可涉及内、外、妇、儿各科，临证时必须注意鉴别诊断。

6. 腰痛 指腰部两侧，或腰脊正中疼痛的症状。腰是指躯干后部季肋以下、髂嵴以上的部位。腰为肾之府，故腰痛多与肾脏及其周围组织的病变有关。腰部经常绵绵作痛，酸软无力者，多属肾虚；腰部冷痛沉重，阴雨天加重，多为寒湿所致；腰部刺痛，固定不移，或痛连下肢者，多因瘀血阻络或腰椎病变；腰部突然剧痛，向少腹部放射，尿血者，多因结石阻滞；此外，骨痨、外伤亦可导致腰痛。

7. 背痛 是指自觉背部疼痛的症状。背是指躯干后部上平大椎、下至季肋的部位。背脊痛多与督脉、足太阳经、手三阳经病证有关。脊痛不可俯仰者，多因寒湿阻滞或督脉损伤；背痛连项者，多因风寒客于太阳经；肩背痛，多因寒湿阻滞，经气不利。

8. 四肢痛 指四肢的肌肉、筋脉和关节等部位疼痛的症状。多因风、寒、湿邪侵袭，或风湿郁而化热，或痰瘀、瘀热阻滞气血运行。亦可因脾胃虚损，水谷精微不能布达于四肢。若独见足跟痛或胫膝酸痛者，多因肾虚，常见于老年人或体弱者。

9. 周身痛 指全身上下均觉疼痛的症状。一般新病周身痛者，多属实证，以外感风寒、风湿或湿热疫毒所致者居多。久病卧床不起而周身痛者，多属虚证，常因气血亏虚，形体失养。

四、问头身胸腹

问头身胸腹是指询问患者是否存在头身、胸腹疼痛以外的其他不适或异常。主要询问内容包括头晕、胸闷、心悸、胁胀、脘痞、腹胀、嘈杂等症状的有无及其程度、特点。

（一）头晕

头晕指患者自感头部眩晕，轻者闭目自止，重者视物旋转、不能站立，常伴有恶心呕吐，甚则晕倒的症状。头晕胀痛，口苦，易怒，脉弦数者，多因肝火上炎、肝阳上亢，脑神被扰。头晕面白，神疲乏力，舌淡脉弱，多因气血亏虚，脑失充养。头晕而重，如物缠裹，痰多苔腻，多因痰湿内阻，清阳不升。头晕耳鸣，遗精健忘，腰膝酸软，多因肾虚精亏，髓海失养。外伤后头晕刺痛，多因瘀血阻滞，脑络不通。

（二）胸闷

胸闷指患者自觉胸部痞塞满闷的症状。胸闷多与心、肺、肝等气机不畅有关。胸闷，心悸、气短，多属心气不足，心阳不振；胸闷，心痛如刺，面唇青紫，多属心血瘀阻；胸闷，咳喘痰多，多属痰湿阻肺；胸闷，胁胀、善太息，抑郁，多属肝郁气结。

（三）心悸

心悸是指患者自觉心跳不安的症状。多为心与心神的病变。其中，因受惊而发，或心悸易惊者，谓之惊悸；无明显外界诱因，心跳剧烈，上至心胸，下至脐腹，悸动不安者，谓之怔忡。惊悸日久可发展为怔忡，怔忡病情较惊悸为重。心悸，气短，乏力，自汗，多属心气、心阳亏虚，鼓动无力；心悸，面白唇淡，头晕气短，多属气血两虚；心悸，颧红，盗汗，多属心阴不足，心神失养；心悸，时作时止，胸闷不适，痰多，多属胆郁痰扰，心神不安；心悸，下肢或颜面浮肿，短气喘息，多属阳虚水泛，水气凌心；心悸，短气喘息，胸痛不移，舌紫暗，多属心脉痹阻，血行不畅。

（四）胁胀

胁胀指患者自觉一侧或两侧胁肋部胀满不舒的症状。多见于肝胆疾病。胁胀，急躁易怒，脉弦者，多属肝气郁结；胁胀，口苦尿黄，舌红苔黄腻者，多属肝胆湿热；胁胀，肋间饱满，咳唾引痛者，多属饮停胸胁。

（五）脘痞

脘痞指患者自觉胃脘部饱胀、满闷不舒的症状。是脾胃病变的表现。脘痞，嗳气吞酸，多为食积胃脘；脘痞，饮食减少，腹胀便溏，多为脾胃气虚；脘痞，饥不欲食，口燥咽干，舌红苔少，脉细数，多为胃阴亏虚；脘痞，痰多色白，肢体困重，头晕昏蒙，多为湿邪困脾；脘痞，胃脘有振水声者，多为饮停胃脘。

（六）腹胀

腹胀指患者自觉腹部的一部分或全腹部胀满痞塞不通，甚则如物支撑的症状。其病机为气机运行不畅，虚则气行不运，实则气机郁滞。腹胀，畏寒乏力，食后腹胀加重，多属脾气、脾阳不足；腹胀拒按，身热口渴，便秘，多属阳明热结或阳明腑实；腹胀，时太息，遇情志不舒加重，多属肝气郁滞；腹胀，呕逆，腹部按之有水声，多为痰饮；小儿腹大，面黄肌瘦，发结如穗，多为疳积。

（七）嘈杂

嘈杂指患者胃脘烦热闷乱，似饥非饥，似痛非痛，似辣非辣，胸膈懊侬，莫可名状。胃脘嘈杂，饥不欲食，为胃阴虚；胃脘嘈杂，脐腹疼痛，时发时止，或腹部可触及条索状虫团，为虫积肠道；胃脘、胁肋胀痛或窜痛，嗳气呃逆，吞酸嘈杂者，为肝胃不和。

（八）身重

身重指患者自觉头身困重的症状。多因湿邪困阻，或水湿泛溢，或脾气亏虚，或热气伤阴，形体失养而致身重。

（九）身痒

身痒指患者自觉身体皮肤痒感不适的症状，多由风邪，湿热外邪郁于肌表不能透达、血虚风燥等所致。见于风疹、瘾疹、疥疮、黄疸等疾患。

（十）麻木

麻木指患者自觉身体某部分发麻，或肌肤感觉减退，甚至消失的症状。颜面麻木，伴有口眼㖞斜者，多因风邪阻络；四肢麻木，活动正常，伴有关节痛者，多因寒湿阻滞；四肢麻木，痿废不用者，多因脾胃虚弱；半身麻木，活动自如者，多为中风先兆。

（十一）拘挛

拘挛指患者自觉手足筋肉紧张或抽动，挛急不舒，屈伸不利的症状，亦称为“痾挛”。多因寒凝、血虚、血燥、筋脉失养。

（十二）乏力

乏力指患者自觉疲劳、肢体软弱无力、肢体懈怠，疲乏无力的表现。基本病机是气血亏虚或湿困阳气。常见于虚劳、肝病、消渴、肾病、痿病等。

五、问　耳　目

耳目为人体的感觉器官，分别与内脏、经络有着密切联系。询问耳目之听视情况，不仅能了解耳目局部有无病变，还可了解肝、胆、肾、三焦和其他脏腑的病变情况。

（一）问耳

1. 耳鸣　指患者自觉耳内鸣响的症状，如闻潮水，或如蝉鸣。耳鸣有虚实之分：凡突发耳鸣，声大如雷，按之尤甚，多属实证，多因肝胆火盛，上扰清窍。若渐觉耳鸣，声音细小，如闻蝉鸣，按之鸣声减轻或暂止者，多属虚证，多因肝肾阴虚，肝阳上扰，或脾气亏虚，清阳不升，或肾虚精亏，髓海不充，耳失所养。

2. 耳聋　指患者听力减退，甚至听觉丧失。一般新病暴聋者，多属实证，常由肝胆火逆，或邪壅上焦，耳窍失灵，或药毒损伤耳窍等所致。久病或年老渐聋者，多属虚证，常因肝肾亏虚，精气不能上荣清窍。

3. 重听　指患者听力减退，听音不清，声音重复或听觉迟钝的症状。重听若日久渐成者，以虚证居多，常因肾之精气亏虚，耳窍失荣，多见于年老体弱的患者。若骤发重听，以实证居多，常因痰浊上蒙，或风邪上袭耳窍。

（二）问目

两目临床症状繁多，此处仅简要介绍几个常见症状及其临床意义。

1. 目痛、目痒　目痛，是指患者自觉单目或双目疼痛的症状。目痛可见于许多眼科疾病，原因复杂。一般痛剧病程短者，多属实证；痛微病程长者，多属虚证。目剧痛难忍，面红目赤者，多因肝火上炎；目赤肿痛，羞明多眵者，多因风热上袭；目微痛微赤，时痛时止而干涩者，多因阴虚火旺。目痒，是指患者自觉眼睑、眦内或目珠有瘙痒的症状。如两目奇痒，羞明流泪，有灼热感者，多为肝经风火上扰；若两目微痒而干涩者，多为血液亏虚，目失濡养。

2. 目眩 指患者自觉视物旋转动荡，如坐舟车，或眼前如有蚊蝇飞动的症状，亦称“眼花”。实者，多因肝阳上亢、肝火上炎、肝阳化风及痰湿上蒙清窍；虚者，多因气虚、血亏、阴精不足，目失充养。

3. 目昏、雀盲、歧视 目昏，是指视物昏暗，模糊不清的症状。雀盲，是指白昼视力正常，每至黄昏以后视力明显减退，视物不清的症状，亦称“夜盲”“雀目”等。歧视，是指视一物成二物而不清的症状。目昏、雀盲、歧视三者，皆为视力不同程度减退的病变，有各自的特点，但其病因、病机基本相同，多因肝肾亏虚，精血不足，目失所养，常见于年老、体弱或久病之人。

4. 目涩 指患者自觉两目干涩不适的症状，多因肝阴不足或肝肾阴虚，目失滋养。

六、问 睡 眠

睡眠是人体重要的生理活动，与人体卫气的循行和阴阳的盛衰有密切关系。在正常情况下，卫气昼行于阳经，阳气盛则寤（醒来）；夜行于阴经，阴气盛则寐（入睡）。问睡眠主要询问患者睡眠时间的长短、入睡的难易程度、是否易醒、有无多梦等情况，并结合其他兼症，以探求其病因病机。睡眠异常，可分为失眠和嗜睡。

（一）失眠

失眠又称“不寐”。临床上以患者不易入睡，或睡后易醒，难以复睡，或时时惊醒，睡不安宁，甚至彻夜不眠为其证候特点，并常伴有多梦。主要为阳盛阴虚，阳不入阴，机体阴阳平衡失调导致神不守舍，心神不安的病理表现。

不易入睡，兼见心烦多梦、潮热盗汗、腰膝酸软，多因心肾不交，虚火内扰；睡后易醒，兼见心悸，纳少乏力，多因心脾两虚，心神失养；失眠而时时惊醒，兼见眩晕胸闷、胆怯心烦、口苦恶心，多因胆郁痰扰；失眠而夜卧不安，兼见脘痞嗳气、腹胀不舒、舌苔厚腻，多因饮食不节，食滞内停，损伤脾胃，胃失和降，浊气上犯，扰动心神，此即“胃不和则卧不安。”

（二）嗜睡

嗜睡是指患者不论昼夜，精神疲倦，睡意很浓，经常不自主地入睡的症状，亦称“多眠睡”。嗜睡多因机体阴阳平衡失调，阳虚阴盛。

困倦易睡，兼见头蒙如裹，肢体困倦，胸脘痞满，纳差，泛恶，舌苔白腻，脉濡者，多因湿困脾阳。饭后神疲困倦易睡，兼见嗜睡多卧，倦怠无力，纳少，便溏，面色萎黄，舌苔薄白，脉虚弱者，多因脾气虚弱。极度衰惫，神识朦胧，困倦易睡，肢冷脉微者，多因心阳肾阳衰微。昏睡谵语，身热夜甚，或发斑疹，舌绛脉数者，多因温病热入营血。

七、问饮食口味

问饮食口味是指询问患者口渴与饮水、食欲与食量、口中有无异常味觉和气味等方面的改变以了解病情。问饮食口味可以判断脾胃功能的盛衰及其他相关脏腑的功能盛衰及疾病预后。

（一）问口渴与饮水

1. 口不渴 指无明显口渴的感觉，饮水也不多。提示体内津液未伤，多见于寒证、湿证。因寒、湿为阴邪，不耗伤津液，故口不渴。此外，亦可见于无明显燥热者。

2. 口渴多饮 指患者口渴明显，饮水量多，是津液损伤的表现。多见于燥证、热证。若口渴咽干，鼻干唇燥，发于秋季者，多因燥邪伤津。若口干微渴，兼发热、微恶风寒、咽喉肿痛者，多见于外感温热病初期。若口大渴喜冷饮，兼见壮热面赤，汗出，脉洪数者，多见于里实热证。若口渴多饮，小便量多，甚或饮一溲一，多食易饥，身体消瘦者，属消渴病。此外，大量汗出、剧烈吐泻、利尿过度之后，体内津液大量消耗，也会见口渴多饮。

3. 渴不多饮 指患者虽有口干口渴的感觉，但又不欲饮水或饮水不多的症状。是轻度伤津，或津液输布障碍，不能上承于口所致。多见于阴虚、湿热、痰饮、瘀血等证。若口干不欲饮，兼见五心烦热，颧红盗汗，舌红少苔，脉细数者，属阴虚证。若口渴不多饮，兼身热不扬，头身困重，胸闷纳呆，舌苔黄腻者，属湿热证。若口渴喜热饮，饮入不多，或水入即吐者，属痰饮病。若口干但欲漱水不欲咽，兼舌质紫暗，脉涩者，为血瘀证。此外，外感风热表证、温病热入营分证等亦可出现渴不多饮。

（二）问食欲与食量

1. 食欲减退 指患者进食的欲望减退，甚至不想进食的症状，常伴食量的减少，又称"纳呆""不欲食""食欲不振"等。食欲减退，面色萎黄，食后腹胀，疲乏无力者，属脾胃虚弱。食欲减退，脘闷腹胀，头身困重，便溏苔腻者，属湿邪困脾。若食欲减退，脘腹胀闷，嗳腐食臭，属食滞胃肠。

2. 厌食 指厌恶食物，食欲大减，甚至恶闻饮食之味的症状，又称"恶食"。厌食，兼脘腹胀满，嗳气酸腐，属食滞胃肠。厌食油腻之物，兼脘腹痞闷，呕恶便溏，属湿热蕴脾。厌食油腻厚味，伴胁肋胀痛灼热，口苦泛呕，身目发黄者，为肝胆湿热。女子在妊娠早期，见厌食恶心，或食入即吐，多为妊娠后冲脉之气上逆，影响胃之和降所致，属生理现象；严重者，出现厌食明显，呕吐频繁，为"妊娠恶阻"。

3. 消谷善饥 指患者食欲亢进，进食量多，食后不久即感饥饿的症状，亦称"多食易饥"。若消谷善饥，兼多饮多尿，形体消瘦者，多见于消渴病。若消谷善饥，兼大便溏泄者，多属胃强脾弱。若消谷善饥，兼口渴心烦，舌红苔黄，口臭便秘者，多属胃火亢盛，腐熟太过，代谢亢进。

4. 饥不欲食 指患者虽然有饥饿感，但不想进食或进食不多的症状。多因胃阴不足，虚火内扰。虚火内扰则易饥饿，胃阴虚则胃腑失润，其受纳腐熟功能减退，故不欲食。

5. 偏嗜食物 指患者偏嗜某种食物或异物的症状。正常人由于地域与生活习惯的不同，常有饮食偏嗜，一般不会引起疾病。但若偏嗜太甚，则有可能诱发或导致病变，如偏嗜肥甘，易生痰湿；偏食生冷，易伤脾胃；过食辛辣，易病燥热等。嗜食生米、泥土、纸张等异物，称为"嗜食异物"，常见于小儿，多属虫积。

此外，在疾病的过程中，食欲与食量的变化也可测知病情的进退。若患者食欲恢复，食量渐增，是胃气渐复，疾病向愈之兆；若食欲逐渐下降，食量逐渐减少，是脾胃功能衰退的表现，提示病情加重。若久病或重病患者，本不欲食或不能食，而突然欲食或暴食者，称为"除中"，是脾胃之气将绝的征象，属病危。

（三）问口味

1. 口淡 指患者自觉口中无味的症状。属脾胃虚弱，或属寒证。

2. 口苦 指患者自觉口中有苦味的症状。属热证。如心火、胃热、肝胆火旺、胆气上逆等证。

3. 口甜 是指患者自觉口中有甜味的症状。口中甜而黏腻不爽，舌苔黄腻者，为湿热蕴脾；口甜但舌苔薄，口中涎沫稀薄者为脾虚。

4. 口酸 指患者口中泛酸水或有酸馊味的症状。多属肝胃郁热或饮食停滞。

5. 口咸 指患者自觉口中有咸味的症状。多见于肾病或寒水上泛的病证。

6. 口涩 指患者自觉口有涩味，如食生柿，燥涩不适的症状，每多与舌燥同时出现。为燥热伤津，或脏腑热盛，气火上逆。

7. 口黏腻 指患者自觉口中黏腻不爽的症状，常伴舌苔厚腻。常见于痰热内盛、湿热蕴脾及寒湿困脾之证。

八、问二便

询问患者的二便情况，应着重了解排便的次数和时间，以及大小便的量、色、质、气味、便时感觉和伴随症状等。

（一）大便

1. 便次异常 指大便次数的改变，有便秘和泄泻之分。

（1）便秘：又称“后不利”“大便难”等。指排便时间延长，便次减少，便质干燥，或时间虽不延长但排便困难者。便秘有虚实之分，实证多因邪滞胃肠，腑气不通；虚证常因气血阴阳不足，肠失濡润或推动乏力而成。

（2）泄泻：又称“腹泻”，指患者排便次数增多，粪质稀溏或完谷不化，甚至泻出如水样的病证。多因脾虚湿盛致脾胃运化功能失调，肠道分清泌浊、传导功能失司。

新病暴泻，大便清稀或如水样，腹痛肠鸣，脘腹闷胀，或伴恶寒发热者，属寒湿困脾。腹痛即泻，泻下黄糜，肛门灼热，烦热口渴，小便短黄，属肠道湿热。泻下大便臭如败卵，或伴不消化食物，泻后痛减，嗳腐吞酸，属食滞胃肠。大便时溏时泻，稍进油腻则便次增多，食后腹胀，纳呆，神疲乏力，属脾气亏虚。黎明前泄泻，脐腹冷痛，喜暖喜按，腰膝酸软，称为“五更泻”；属肾阳亏虚。腹痛作泻，泻后痛缓，每因情志不畅而发，胸胁胀闷者，多因肝气乘脾。

2. 便质异常 指大便质地的改变。正常的大便应不燥不稀，软硬适中。

（1）完谷不化：指患者排出的粪便中伴有未消化的食物。多因脾胃虚寒或肾阳虚衰及伤食。

（2）溏结不调：指患者大便时干时稀，或先干后稀。其中大便先干后稀者多为脾虚；大便时干时稀，伴情志不舒者多为肝郁脾虚。

（3）黏液脓血便：指大便中夹有脓血黏液，多见于痢疾。常因湿热积滞蕴结肠道，脉络受损，气血瘀滞。

（4）便血：指患者排便时血液随便排出，或便后出血，或大便色黑如柏油抑或单纯下血的症状。有远血和近血之分。

远血指出血部位离肛门较远，先便后血，血色紫暗，或黑色稀便，或大便的颜色发黑，如柏油；多因脾虚气不统血，或胃肠积热，湿热蕴结，气血瘀滞等，多见于胃脘出血。近血指大便出血的部位接近直肠或肛门，血色鲜红，大便时先有血液流出才排大便或便后滴出；多因大肠热毒，多见于痔疮、肛裂或直肠病变。

3. 便色异常 指大便颜色的改变。

大便黄褐而臭者，为湿热或暑热邪毒蕴结大肠，肠络受伤。大便灰白呈陶土色，伴溏结不调，为肝失疏泄，胆汁排泄异常而致黄疸。大便中混有脓状物质及血液，多见于痢疾和肠癌。

4. 排便感异常 询问患者每次排便时是否存在异常的感觉及其具体情况等。

（1）肛门灼热：指患者排便时粪便自肛门口排出时或排出后出现肛门及其周围灼热不适。多因大肠湿热，或热结旁流，热迫大肠。

（2）里急后重：指患者腹痛窘迫，时时欲泻、肛门重坠、便出不爽，常见于痢疾，多为湿热内阻，肠道气滞。

（3）排便不爽：指排便不通畅，有涩滞难尽之感。多因外感时邪，或内伤饮食，情志不调，湿邪等邪气壅塞肠中，或正气不足，复感时邪。

（4）大便失禁：指大便不能控制，呈滑出之状，重者可出现大便泄出而不自知的症状。多因脾肾虚衰，肛门失约。见于久病体虚，年老体衰，或久泻不愈的患者。

（5）肛门坠胀：指患者排便过程中，患者自觉肛门局部胀满下坠感，重者可伴有肛门脱出的症状，见于脾虚气陷或大肠湿热等证。

（二）小便

小便为津液代谢之排泄物。健康成人在一般情况下，日间排尿4～6次，夜间0～2次，一日排尿量为1000～2000ml。易受饮水、温度、出汗和年龄等因素影响。

1. 尿次异常

（1）小便频数：指小便次数增多，时欲小便的症状。新病小便频数，短赤急迫，灼热疼痛者，多因湿热蕴结膀胱，膀胱失约。老年人或久病小便频数，色清量多，夜间尤甚，多为肾阳不足，气化不及。

（2）癃闭：小便不畅，点滴而出者为“癃”；小便不通，点滴不出者为“闭”，统称为“癃闭”。癃闭有虚实之分，实证多因湿热、气结、瘀血阻碍气化运行，尿路阻塞；虚证多因中气，肾阳亏虚而气化不行，开合失司。

2. 尿量异常

（1）尿量增多：指患者尿量明显超过正常的量。小便清长量多、畏寒喜暖，属虚寒证。若口渴，多饮，多尿，消瘦，属消渴病。

（2）尿量减少：指患者尿量明显少于正常的量。小便短赤，量少，口渴，多属实热证。尿少浮肿，为水肿病。

3. 尿色质异常

（1）小便清长：指患者小便量多色清的症状。多见于寒证，因寒而津液失于温化，下渗膀胱。

（2）小便短黄：指患者小便色黄短少的症状。多见于热证，因热盛伤津，津液耗伤不足。

（3）尿中带血：指患者小便色赤红，混有血液甚至血块的症状。多因热伤血络，或心火亢盛移热于小肠，或脾不统血，或肾气不固。

（4）小便混浊：指患者小便混浊如米膏或米泔的症状。多因湿热下注或脾虚下陷。

（5）尿中有砂石：指患者尿中夹杂砂石，伴疼痛，或有尿血，属石淋。多因湿热下注膀胱。

4. 排尿感异常

（1）尿道涩痛：指患者自觉排尿时不畅，且伴有急迫、灼热感的症状。见于淋证，多因湿热蕴结膀胱，气化不利。

（2）余沥不尽：指患者排尿后，仍见小便点滴不尽的症状。多见于老年人，或久病体弱者，因肾阳虚，肾气不固，开合失司。

（3）小便失禁：指小便不能随意控制而自遗的症状。多因肾气不固，或下焦虚寒，膀胱失约。若神昏而小便自遗，病属危重。

（4）遗尿：指睡眠中小便自行排出的症状。多属肾气不足，膀胱失约。

九、问　经　带

妇女月经、带下的异常，不仅是妇科常见病变，也是全身病理变化的反映。

（一）问月经

月经，是指正常性发育成熟女子有规律的周期性胞宫出血的生理现象。因其犹如潮汐之信而有期，又称为“月信”“月汛”“月水”等。健康女子月经第一次来潮，称为“初潮”，多在14岁；月经闭止，称为“绝经”，多在49岁。月经周期一般为28天，经期为3～5天，每次经量中等（一般为50～100ml），经色正红无血块，经质不稀不稠。在妊娠期及哺乳期一般月经不来潮。

1. 经期异常

（1）月经先期：指月经周期提前7天以上，并连续2个月经周期以上的症状。多因气虚，冲任不固；或热扰冲任，迫血妄行。

（2）月经后期：指月经周期延后7天以上，并连续2个月经周期以上的症状。多因精血亏虚，血海失充；或宫寒、气滞、血瘀等导致冲任血行受阻而引起。

（3）月经先后不定期：指经期不定，月经或提前或延后7天以上，并连续2个月经周期以上的症状，亦称“月经愆期”。多因肝气郁滞，或脾肾虚损，使冲任气血失调，血海蓄溢失常。

2. 经量异常

（1）月经过多：指月经周期、经期基本正常，但经量较常量明显增多的症状。多因热伤冲任，迫血妄行；或气虚，冲任不固；或瘀阻胞络，络伤血溢。

（2）月经过少：指月经周期基本正常，但经量较常量明显减少，甚至点滴即净。属虚者，多因精血亏少，血海失充；属实者，常因寒凝瘀阻，痰湿阻滞，冲任气血不畅。

3. 经色、经质异常 经色、经质变化总的规律是：经色淡红质稀，多为气虚血少；经色深红质稠，乃血热内炽；经色暗紫，夹有血块，多属寒凝血瘀。

4. 崩漏 指非行经期间，阴道内出血的症状。一般来势急，出血量多者，称为“崩”，或称“崩中”；来势缓，出血量少者，称为“漏”，或称“漏下”。“崩”与“漏”在病势上虽有缓急之分，但发病机理基本相同，在疾病演变过程中，又常互相转化，交替出现，故统称为“崩漏”。其形成多因热伤冲任，迫血妄行；或脾肾气虚，冲任不固；或瘀阻冲任，血不归经。

5. 闭经 是指女子年逾 18 周岁，月经尚未来潮，或已行经，未受孕、不在哺乳期，而停经达 3 个月以上的症状。妊娠期、哺乳期或绝经期的月经停闭，或部分少女初潮后，一段时间内一时性停经，而无其他不适反应者，均属生理现象。也有一些女子由于生活环境等外界因素的突然变化，偶见一两次月经不潮，无其他不适者，亦不作病态。病理性闭经多因肝肾不足，气血亏虚，阴虚血燥，血海空虚；或因痨虫侵及胞宫，或气滞血瘀，阳虚寒凝，痰湿阻滞胞脉，冲任不通。

6. 痛经 指在行经期间，或行经前后，阵发性出现下腹部疼痛，或痛引腰骶，甚至剧痛难忍，并伴随月经呈周期性发作的症状，亦称“经行腹痛”。若小腹胀痛或刺痛，多属气滞或血瘀；小腹冷痛，得温痛减，多属寒凝或阳虚；小腹隐痛，劳则加剧，多属气血两虚，胞脉失养。

（二）问带下

在正常情况下，妇女阴道内有少量无色、无臭的分泌物，谓之“带下”。带下具有濡润阴道、防御外邪入侵的作用。在月经前后、排卵期或妊娠早期，带下稍有增多，属生理现象。

1. 白带 指带下色白量多，质稀，淋漓不绝而无臭味的症状。多因脾肾阳虚，寒湿下注。

2. 黄带 指带下色黄，质黏臭秽的症状。多因湿热下注或湿毒蕴结。

3. 赤白带 指白带中混有血液，赤白杂见的症状。多因肝经郁热，或湿毒蕴结。若绝经后仍见赤白带淋漓不断者，可能由癌瘤引起。

若绝经后又见杂色带下（古称五色带），淋漓不断，伴气味臭秽者，多为湿热毒邪下注所致，应及时做专科检查进一步明确诊断。

十、问 男 子

询问男子有无阴茎勃起、排精等方面的异常情况，以作为男科或其他疾病的诊断依据。

（一）阳痿

阳痿指成年男子阴茎不能勃起，或勃起不坚，或坚而不久，影响房事。常因肾阳不足，命门火衰，或心脾两虚，气血不足，或肝郁气滞，血行不畅，或惊恐伤肾，或湿热下注，或瘀血阻络。

（二）遗精

遗精指患者不因性交而自行遗泄的一种病证。如果在梦中发生遗精，则称为梦遗；若在无梦状态发生，甚至是清醒状态时，则称为滑精。若成年未婚男子或已婚夫妻分居，长期无性生活者，1 月遗精 1 ～ 2 次，次日并无不适感或其他症状，属正常生理现象，称溢精。遗精多因心肾不交，或湿热下注，或心脾两虚，或肾阳亏虚，肾气不固。

（三）早泄

早泄指性交不能持久，甚至一触即泄，不能进行正常房事。如阳痿早泄，腰膝酸软，或冷痛，神疲乏力，面色黄白者，属肾阳亏虚。遗精早泄，心烦失眠，腰膝酸软，潮热盗汗，属肾阴不足。

十一、问 小 儿

儿科古称“哑科”，由于受到小儿理解及表达能力的影响，问诊通常比较困难，故医生主要通过询问其父母或陪诊者，获得有关疾病的资料。

（一）问出生前后情况

新生儿（出生后～1 个月）的疾病多与母亲妊娠期健康状态及分娩情况有关，故应着重询问妊娠期及产育期母亲的营养健康状况，有无疾病、治疗用药情况，以及小儿是否难产、早产，颅脑是否受到损伤等。

婴幼儿（1 个月～3 周岁）发育较快，需要充足的营养供给，但其脾胃功能又较弱，若喂养不当易致消化不良、呕吐、腹泻，或表现为“五软”“五迟”等。故应重点询问喂养方法及坐、爬、立、走、出牙、学语的迟早等情况，从而了解小儿后天营养状况是否充足和生长发育是否符合规律。

（二）问预防接种、传染病史

小儿 6 个月～5 周岁，从母体获得的先天免疫力逐渐消失，而后天的免疫功能尚未健全，故易患水痘、麻疹等急性传染病。预防接种可帮助小儿建立后天免疫功能，降低感染/发病概率。患过某些传染病之后，常可获得终身免疫力。故询问预防接种、传染病史及传染病接触史，可为确定诊断提供依据。

（三）问发病原因

小儿脏腑娇嫩，抵抗力弱，调节功能低下，易受气候及环境影响而发病。如易感受六淫之邪而导致外感病，出现发热恶寒、咳嗽等症；小儿脾胃薄弱，消化力差，极易伤食，而出现呕吐、腹泻等症；婴幼儿脑神经发育不完善，易受惊吓，而见哭闹、惊叫、惊风等。故了解小儿发病原因，应注意围绕上述情况进行询问。

十二、问　情　绪

询问患者是否有情绪低落或情绪亢奋、寡言少语或兴奋多语、兴趣减退或缺乏、悲观绝望、自罪自责、自杀观念或行为、忧虑不安、紧张恐惧、顾虑重重、急躁冲动、烦热不安等有关情绪方面的一些主观体验，并结合观察患者的面部表情、姿态、动作及讲话的语气、声音等，判断患者是否存在抑郁、亢奋、焦虑、恐惧、急躁易怒、烦躁等情绪的异常变化，以及占主导的情绪状态。

（张芬芬　熊江浩）

第四章　切　　诊

切诊分脉诊和按诊两部分，是医生用手对患者体表某些部位进行触、摸、按、压，从而获得病情资料的一种诊察方法。

第一节　脉　　诊

脉诊即切脉，是医生用手指切按患者的脉搏，感知脉动应指的形象，以了解病情、判断病证的诊察方法。脉诊是中医最具特色的诊法之一，受到历代医家的重视。如《难经·六十一难》所说："切脉而知之谓之巧。"

一、脉象形成的原理和脉诊的临床意义

（一）脉诊形成的原理

脉象是脉动应指的形象。脉象的形成与心脏的搏动、脉道的通利和气血的盈亏直接相关。人体的血脉贯通全身，内连脏腑，外达肌表，运行气血，周流不休，故脉象能反映全身脏腑功能和气血阴阳的整体状况。

1. 心脏搏动是形成脉象的动力　心主血脉，心脏搏动以推动血液在脉管内正常运行，从而形成脉搏。因此，心脏搏动是形成脉象的动力。《素问·平人气象论》说："胃之大络，名曰虚里……出于左乳下，其动应衣，脉宗气也。"此说明宗气有推动心脏搏动的功能。《灵枢·邪客》说："宗气积于胸中，出于喉咙，以贯心脉而行呼吸焉。"指出心之搏动、血之运行虽由心所主宰，但亦为宗气之所司，故心气充沛，宗气贯行心脉，则心脏搏动如常、脉道通利。

2. 气血运行是形成脉象的基础　脉为血府，脉管是气血运行的通道。脉道必赖血液以充盈，因而血液的盈亏，直接关系到脉象的强弱；气为血帅，血液的运行全赖于气的推动与固摄，心搏的强弱和节律亦赖气的调节；血为气母，血载气行则周身得养。因此，气血运行是脉象形成的物质基础，脉象可在一定程度上反映气血的状况。

3. 脏腑协同是脉象正常的前提　血液能在脉管中运行不息，流布全身，除了心脏的主宰、推动作用外，还必须要其他脏腑的协调。肺朝百脉，即循行于全身的血脉，均汇聚于肺，且肺主气，司呼吸，通过肺气的敷布，血液才能布散全身。脾胃为气血生化之源，脾主统血，血液的循行，有赖脾气的统摄。肝藏血，主疏泄，既能调节循环血量，又可促使气血运行畅通无阻。肾藏精，为元阴、元阳之根，也是脉象之根；而肾精可以化血，是血液生成的重要来源之一。

（二）脉诊的临床意义

1. 辨别疾病的病位和病性　脉象的浮沉，常可反映病位的浅深。脉象的迟数，常可反映疾病的性质。疾病的脏腑定位，可以通过左、右手寸、关、尺三部识别。脉象的有力无力，能反映疾病的虚实证候。

2. 判断疾病的进退和预后　脉象的动态变化，有助于推断疾病的进退预后。若外感热病，热势渐退，脉象出现缓和，是将愈之候；若脉急数而见烦躁，则病情加重。脉症合参以辨明病机和证候，能够防止盲目投药造成的"误治""坏病"等情况发生。

二、脉诊的部位、方法和注意事项

（一）脉诊的部位

切脉的部位可分为遍诊法、三部诊法和寸口诊法三种。

1. 遍诊法　源自《素问·三部九候论》："人有三部，部有三候，以决死生，以处百病，以调虚实，而除邪疾。"即切脉的部位有头、手、足三部，每部又各分天、地、人三候，合而为九，故又称为"三部九候法"（表4-1）。

表4-1　遍诊法诊脉部位及临床意义

三部	九候	相应经脉和穴位	诊断意义
上部（头）	天	足少阳经（两额动脉）　太阳穴	候头角之气
	地	足阳明经（两颊动脉）　巨髎穴	候口齿之气
	人	手少阳经（耳前动脉）　耳门穴	候耳目之气
中部（手）	天	手太阴经　寸口部的太渊穴、经渠穴	候肺
	地	手阳明经　合谷穴	候胸中之气
	人	手少阴经　神门穴	候心
下部（足）	天	足厥阴经　五里穴或太冲穴	候肝
	地	足少阴经　太溪穴	候肾
	人	足太阴经　箕门穴或足阳明冲阳穴	候脾胃

2. 三部诊法　首见于张仲景《伤寒杂病论》，即诊人迎、寸口、趺阳三脉。其中，以寸口候十二经，以人迎、趺阳分候胃气；也有加太溪脉，以候肾气者。

以上两种诊脉部位，后世已很少采用，只在危急的病证及两手寸口无脉时，才配合使用，自晋以来主要采用寸口诊法。

3. 寸口诊法　寸口又称"气口"或"脉口"，位于腕后高骨（桡骨茎突）内侧桡动脉所在部位。寸口诊法，始见于《黄帝内经》，详于《难经》，推广于晋代王叔和的《脉经》。

（1）诊脉独取寸口的原理：《素问·五脏别论》说："气口何以独为五脏主？岐伯曰：胃者水谷之海，六腑之大源也，五味入口，藏于胃以养五脏气，气口亦太阴也。是以五脏六腑之气味，皆出于胃，变见于气口。"《难经·一难》说："十二经中皆有动脉，独取寸口，以决五脏六腑死生吉凶之法，何谓也？然寸口者，脉之大会，手太阴之脉动也。"说明脉之源始于胃，输于脾，灌注于五脏六腑，经过五脏六腑的作用后从百脉又朝于肺，其间受脏腑病变的影响，能反映于寸口脉上。

（2）寸口部位：寸口又分寸、关、尺三部，即以桡骨茎突为标记，其内侧部位即为关，关前（腕端）为寸，关后（肘端）为尺，两手合而为六部脉。寸、关、尺三部又可施行浮、中、沉三候。《难经·十六难》说："三部者，寸、关、尺也；九候者，浮、中、沉也。"由此可见，寸口诊法的三部九候，与遍诊法的三部九候名同而实异。

寸、关、尺分候脏腑首见于《黄帝内经》，所叙述的内容为：左寸外以候心，内以候膻中；右寸外以候肺，内以候胸中；左关外以候肝，内以候膈；右关外以候胃，内以候脾；左尺外以候肾，内以候腹中；右尺外以候肾，内以候腹中。后世对寸、关、尺分候脏腑，多以《黄帝内经》为依据而略有变更（表4-2）。

表4-2　寸口分脏腑的几种学说比较表

文献	寸		关		尺		说明
	左	右	左	右	左	右	
《难经》	心 小肠	肺 大肠	肝 胆	脾 胃	肾 膀胱	肾 命门	大小肠配心肺是表里相属。右肾属火，故命门亦候于右尺

续表

文献	寸		关		尺		说明
	左	右	左	右	左	右	
《脉经》	心 小肠	肺 大肠	肝 胆	脾 胃	肾 膀胱	肾 三焦	
《景岳全书》	心 心包络	肺 膻中	肝 胆	脾 胃	肾 膀胱 大肠	肾 三焦 命门 小肠	大肠配左尺，是金水相从；小肠配右尺，是火归火位
《医宗金鉴》	心 膻中	肺 胸中	肝 胆	脾 胃	肾 膀胱 小肠	肾 大肠	小肠配左尺，大肠配右尺，是以部位相配，故又以三焦分配寸、关、尺三部

必须指出，寸口部寸、关、尺分配脏腑，其所候的是五脏六腑之气，而不是脏腑之脉出于何部。

（二）脉诊的方法及注意事项

1. 时间 《黄帝内经》认为清晨是诊脉的最佳时间，因为清晨尚未饮食及活动等，体内外环境都比较安静，气血经脉受到的干扰因素最少，故容易诊得患者的真实脉象。结合临床实际，诊脉之前，先让患者休息片刻，使呼吸调匀，气血平静，同时诊室保持安静，以利于医生体会脉象。脉诊的操作时间，一般为 1 分钟以上，以 3～5 分钟为宜。

2. 体位 患者取正坐位或正卧位，手臂放平，和心脏近于同一水平，直腕，手心向上，并在腕关节背垫上脉枕，以便于切脉。不正确的体位会影响局部气血的运行而影响脉象。

3. 指法 医生面对患者，以左手切按患者的右手，以右手按其左手。

（1）手指定位与布指：诊脉下指时，首先用中指定关，即医生用中指按在患者掌后高骨内侧关脉部位，接着用食指按关前的寸脉部位，环指按关后的尺脉部位。三指呈弓形，指头平齐，以指目（即指尖和指腹交界棱起之处，与指甲二角连线之间的部位）按触脉体，因指目感觉较灵敏。布指疏密合适，要和患者的身高相适应，身高臂长者，布指宜疏；身矮臂短者，布指宜密。小儿寸口部位甚短，一般多用一指定关法诊脉，即用拇指统按寸、关、尺三部脉。

（2）单按与总按：三指平布，同时用力按脉，称为“总按”，目的是总体体会三部九候脉象；分别用一指单按其中一部脉象，重点体会某一部脉象，称为“单按”。临床上总按、单按常配合使用。

（3）举按寻：诊脉时运用指力的轻重和挪移，以探索、辨别脉象的指法。举法：用手指较轻地按在寸口脉搏跳动部位，又称“浮取”或“轻取”。按法：手指用力较重，甚至按到筋骨，又称“沉取”或“重取”。寻法：指力从轻到重，从重到轻，左右前后推寻，以寻找脉动最明显的特征。

4. 注意事项

（1）环境安宁：诊脉时应注意诊室环境安静，避免因环境嘈杂对医生和患者的干扰。

（2）静心凝神：医生诊脉时应安神定志，集中注意力认真体察脉象。患者要平心静气，避免因运动、情绪等因素干扰脉诊结果。

（3）体位正确：诊脉时应尽量使寸口与心脏保持在同一水平，不宜将手臂过高抬起、双手握拳，不要压迫、扭转或低垂上臂等，以免影响局部气血运行，产生与疾病无关的脉象。

三、脉象要素及正常脉象

（一）脉象要素

脉象要素通常以位、数、形、势四方面进行分析归纳。位，指脉搏位置的浅深；数，指脉搏的至数和节律；形，指脉形的粗细、长短，脉管的硬度及脉搏往来的流利度；势，指脉搏力量的强弱，而与脉的硬度和流利度也密切相关。任何一种脉象都具有“位、数、形、势”四种要素，可以归纳为“深浅、至数、节律、粗细、长短、强弱、硬度和流利度”八个方面的特征，这些要素和特征的不同变化及组合，就成为多种多样的脉象。

1. 脉位 指脉动显现部位的浅深。脉位表浅为浮脉；脉位深沉为沉脉。

2. 至数 指脉搏的频率。以一个呼吸周期为脉搏的计量单位。一呼一吸为“一息”。一息脉来四五至为平脉，一息五至以上为数脉，一息不足四至为迟脉。

3. 脉长 指脉动应指的轴向范围长短。即脉动范围超越寸、关、尺三部，称为“长脉”；应指不及寸、尺两部，但见关部或寸部者，均称为“短脉”。

4. 脉力 指脉搏力量的强弱。脉搏应指有力为实脉，应指无力为虚脉。

5. 脉宽 指脉动应指的径向范围大小，即手指感觉到脉道的粗细（不等于血管的粗细）。脉道宽大的为大脉，狭小的为细脉。

6. 流利度 指脉搏来势的流利通畅程度。脉来流利圆滑者为滑脉；来势艰难，不流利者为涩脉。

7. 紧张度 指脉管的紧急或弛缓程度。脉管绷紧为紧脉；弛缓为缓脉。

8. 均匀度 包括两个方面，一是脉动节律是否均匀；二是脉搏力度、大小是否一致，一致为均匀，不一致为参差不齐。

（二）正常脉象

1. 正常脉象特征 正常脉象即“平脉”，也称“常脉”。表现为寸、关、尺三部有脉，一息四至（闰以太息五至，相当于每分钟脉搏60～90次），不浮不沉，不大不小，从容和缓，柔和有力，节律一致，尺脉沉取有一定力量，并随生理活动和气候环境的不同而有相应正常变化。

平脉的特点：有胃、有神、有根。

脉有胃气：脉象从容、和缓、流利，是有胃气的基本特征。即使是病脉，不论浮、沉、迟、数，但有徐和之象，便是有胃气。诊察脉象胃气的盛衰有无，对于判断脾胃的功能、气血的盛衰及疾病的预后有重要意义。

脉象有神：脉象有神的主要表现是柔和有力，节律整齐。微弱之脉，微弱之中不至于完全无力者为有神；弦实之脉，弦实之中仍带有柔和之象，且节律整齐者为有神。诊察脉象神之有无，可判断心气之盛衰和全身神的得失。

脉象有根：脉象有根主要表现为沉取应指有力，尺部尤显。病虽重，尺脉尚滑实有力，提示肾气犹存，还有生机。诊察脉象根之有无，可测知肾精盈亏和肾气盛衰。

2. 正常脉象的生理变异 脉象随人体内、外因素的影响而有相应的生理性变化。

（1）四季气候：外界环境的变化时时影响着人体的生命活动。故平人应四时，而有春微弦、夏微洪、秋微浮、冬微沉的脉象变化。此为应时之脉，属无病，反此则病。

（2）地理环境：地理环境也能影响脉象。南方地势低下，气候温热、潮湿，人体肌腠疏松，故脉多细软或略数；北方地势高峻，空气干燥，气候偏寒，人体肌腠紧缩，故脉多沉实。

（3）性别：性别不同，则体质有差异，脉象亦不同。妇女脉象较男子濡弱而略快，妊娠期脉常见滑数而充和。

（4）年龄：年龄越小，脉搏越快，婴儿每分钟脉搏120次；五六岁的幼儿，每分钟脉搏90～110次；年龄渐长则脉象渐和缓。青年体壮脉搏有力；老人气血虚弱，精力渐衰，脉搏较弱。

（5）体格：身躯高大的人，脉的显现部位较长；矮小的人，脉的显现部位较短。瘦人肌肉薄，脉常浮；肥胖者皮下脂肪厚，脉常沉。运动员脉多缓而有力。

（6）情志：一时的精神刺激，也可引起脉象变化。如喜则伤心而脉缓，怒则伤肝而脉急，惊则气乱而脉动等，当情志恢复平静之后，脉象也恢复正常。

（7）劳逸：剧烈运动和远行之后，脉多急疾；入睡之后，脉多迟缓；脑力劳动之人，脉多弱于体力劳动者。

（8）饮食：饭后、酒后脉多数而有力；饥饿时脉象稍缓而乏力。

此外，少数人脉不见于寸口，而从尺部斜向手背，称为“斜飞脉”；若脉出现在寸口的背侧，称为“反关脉”。还有出现于腕部其他位置的，都是生理特异的脉位，不属病脉。

四、常见脉象及其临床意义

脉象是通过位、数、形、势等四大要素来体察的。具体表现在：浮、沉是脉位的不同，迟、数是至数的不同，虚、实是力量强弱的不同。下面介绍临床常见28脉的脉象特征及其临床意义。

1. 浮脉 脉位表浅，轻取即得，重按稍减而不空。

【临床意义】 主表证，亦主虚证。

【机理分析】 邪袭肌腠，卫阳抵抗外邪，则脉气鼓动于外，应指而浮。但久病体虚，亦可见浮脉，多浮大无力，不可误作外感论治。

2. 沉脉 脉位深沉，轻取不应，重按始得。

【临床意义】 主里证。

【机理分析】 若邪滞于里，气血被遏，脉气内敛，则脉沉而有力；若脏腑虚弱，或阳虚气陷，无力升发，脉气鼓动无力，故脉沉而无力。

生理性沉脉可见于体胖，脉位相对深沉者。冬季气血收敛沉潜，脉象亦偏沉。

3. 迟脉 脉率减慢，一息不足四至（相当于每分钟脉搏60次以下）。

【临床意义】 主寒证，亦主热结证。

【机理分析】 寒凝气滞，阳失健运，故脉象迟而有力；若阳气虚衰，无力推动气血运行，故脉象迟而无力。

迟脉并非皆寒证，伤寒阳明病邪热与燥屎互结，阻滞脉气，可见脉迟而有力。

生理性迟脉可见于久经锻炼的运动员，脉迟而和缓有力。

4. 数脉 脉率增快，一息五至以上（相当于每分钟脉搏在90次以上）。

【临床意义】 主热证，亦主虚证。

【机理分析】 热邪亢盛，气血运行加速，故见脉象数而有力；久病阴虚，虚热内生，脉象细数无力；若虚阳浮越，则脉数大而无力，按之豁然内空。

生理性数脉可见于儿童和婴儿。正常人在运动或情绪激动时，脉率也会加快。

5. 洪脉（附大脉） 脉体宽大而浮，充实有力，状若波涛汹涌，来盛去衰。

【临床意义】 主邪热亢盛，亦主邪盛正衰。

【机理分析】 伤寒阳明热盛，或温病热入气分，邪热充斥于里，气盛血涌，脉道扩张，故脉见洪象；若久病气虚，或虚劳、失血、久泄等病证见洪脉，则多属邪盛正衰的危候。

附 大脉：脉体宽大，但无脉来汹涌之势。大脉的出现提示病情加重，若脉大而数实为邪实，脉大而无力则为正虚。大脉亦见于健康人，其特点为脉大而和缓、从容，寸口三部皆大，为体魄健壮之征象。

6. 细脉 脉细如线，但应指明显。

【临床意义】 主气血两虚，诸虚劳损，又主湿病。

【机理分析】 气虚无力鼓动血液运行，营血亏虚不能充盈脉道，故脉体细小而软弱无力；湿邪阻遏脉道，气血运行不利，亦可见细脉。若温热病神昏谵语而见细数脉，是热邪深入营血或邪陷心包的征象。

7. 微脉 极细极软，按之欲绝，若有若无。

【临床意义】 主气血大虚，阳气衰微。

【机理分析】 阳衰气微，无力鼓动，营血大虚，脉道失充，故见微脉。轻取之脉象似有似无，为阳气大衰；重按之似有似无，为阴液枯竭。久病脉微，是正气将绝；新病脉微，是阳气暴脱。

8. 散脉 浮散无根，稍按则无，至数不齐。

【临床意义】 主元气离散，脏腑之气将绝。

【机理分析】 气血衰败，阴阳不敛，元气离散，脉气散乱不收，故轻取浮散而不聚，重按则漫无根蒂，节律紊乱，古人喻为“散似杨花无定踪”。

9. 虚脉 三部脉举之无力，按之空虚。

【临床意义】 主虚证。

【机理分析】 气不足以运其血，故脉来无力；血不足以充其脉，则脉道空虚。因此，虚脉多见于气血两虚及脏腑诸虚。

10. 实脉 三部脉举按均有力。

【临床意义】 主实证。

【机理分析】 邪气亢盛而正气不虚，正邪相搏，气血壅盛，脉道充盈，故应指有力。

11. 滑脉 往来流利，如珠走盘，应指圆滑。

【临床意义】 主痰饮，食滞，实热。

【机理分析】 实邪壅盛于内，气实血涌，故脉势往来甚为流利，应指圆滑而无碍滞。生理性滑脉可见于妇女妊娠期，是气血充盛而调和的表现。正常人脉滑而和缓，是营卫充实之象。

12. 涩脉 脉细而迟，往来艰涩不畅，如轻刀刮竹。

【临床意义】 主伤精、血少，或气滞血瘀、痰食内阻。

【机理分析】 精亏血少，不能充养经脉，气血不畅，脉气往来艰涩，故脉象涩而无力；若气滞血瘀或痰食胶固，气机受阻，血行壅滞，则脉象涩而有力。

13. 长脉 首尾端直，超过本位。

【临床意义】 主阳、热、实证，亦可见于常人。

【机理分析】 阳亢、热盛、痰火内蕴，使气血壅盛，脉道充实致脉长而满溢，前、后超过寸、尺。

长脉也可见于正常人。其脉象长而和缓有力，是气血充足，精神健旺之佳象，故《素问·脉要精微论》说：“长则气治。”

14. 短脉 首尾俱短，不及三部。

【临床意义】 主气病。有力为气郁，无力为气虚。

【机理分析】 气虚不足，无力鼓动血行，故脉象短而无力；若气郁血瘀，或痰滞食积，阻碍脉道，致脉气不伸，则脉象短涩而有力。《素问·脉要精微论》说：“短则气病。”短脉不可概作不足论，应结合有力、无力加以分辨。

15. 弦脉 端直以长，如按琴弦。

【临床意义】 主肝胆病，诸痛，痰饮，疟疾。亦可见于虚劳或胃气衰败。

【机理分析】 肝主疏泄，调畅气机，以柔和为贵。邪气犯肝，肝失疏泄，气机郁滞，或痰饮内阻，诸痛，阻滞气机，脉气因而紧张，则出现弦脉。若虚劳内伤，中气不足，肝木乘脾，亦见弦脉；若弦细而劲急，如循刀刃，是脉中胃气全无，病多难治。

生理性弦脉可见于春季，应自然界生发之气，故脉象微弦而柔和。老年人阴血不足，脉道渐失柔和之弹性，亦可见弦脉。

16. 紧脉 脉势紧张有力，状如牵绳转索，坚搏抗指。

【临床意义】 主寒证，痛证，宿食。

【机理分析】 寒邪侵袭人体，阻碍阳气运行，正气与寒邪相搏，导致脉道紧张而拘急，而见紧脉。寒邪在表，脉象浮紧；寒邪在里，脉象沉紧。剧痛、宿食之紧脉，是寒邪、食积与正气激烈搏斗，导致脉失柔和。

17. 缓脉 一息四至，来去缓怠。

【临床意义】 主湿病，脾胃虚。

【机理分析】 湿性黏滞，气机为湿所困，或脾胃虚弱，气血不足，脉道失于充盈鼓动，故脉象缓怠无力，弛纵不张。患病之人脉象转缓，是正气恢复之征。

生理性缓脉指脉来从容不迫，应指均匀，和缓有力，是神气充沛的正常脉象。

18. 芤脉 浮大中空，如按葱管。

【临床意义】 主失血，伤阴。

【机理分析】 因突然失血过多，血量骤减，营血不足以充实脉道；或津液大伤，血失充养，阴伤则阳无所附而散于外，故见芤脉。

19. 革脉 浮而搏指，中空外坚，如按鼓皮。

【临床意义】 主亡血，失精，半产，漏下。

【机理分析】 精血不藏而亏虚，气无所恋而浮越于外，因而脉来浮大搏指，如按鼓皮，外强中干，有刚无柔。

20. 牢脉 沉而实大弦长，坚牢不移。

【临床意义】 主阴寒内实，疝气癥瘕。

【机理分析】 因阴寒内积，阳气沉潜于下而致。牢脉主实，有气血之分，癥积、肿块，是实在血分；瘕聚、疝气，是实在气分。若牢脉反见于失血、阴虚等证，当属危重征象。

21. 弱脉 沉而细软。

【临床意义】 主气血不足，阳气虚弱。

【机理分析】 气血不足，血虚脉道不充；阳气亏虚则鼓动乏力。病后正虚，见弱脉为顺；新病邪实，见弱脉为逆。

22. 濡脉 浮而细软。

【临床意义】 主诸虚，又主湿。

【机理分析】 因阴虚不能敛阳则脉浮软，精血不充则脉细弱；湿邪阻遏脉道，也可见濡脉。

23. 伏脉 重按推筋着骨始得，甚则伏而不见。

【临床意义】 主邪闭，厥证，也主痛极。

【机理分析】 因邪气内伏，或气机逆乱而厥，或气机不通而痛，脉气皆不得宣通而见伏脉。伏而无力为气血虚损，为阳气欲绝，不能鼓脉于体表所致。若两手脉深伏，同时太溪与趺阳脉都不见者，属危证。

24. 动脉 脉形如豆，滑数而短，厥厥动摇，关部尤显。

【临床意义】 主疼痛，惊恐。

【机理分析】 痛则阴阳不和，气为血所阻滞；惊则气血紊乱，脉行躁动不安，阴阳相搏。故脉道随气血冲动而滑数有力，但脉体较短。

25. 促脉 脉来数而时止，止无定数。

【临床意义】 主阳盛实热，气血痰饮宿食停滞；亦主脏气虚弱，阴血衰少。

【机理分析】 阳盛热结，阴不和阳，故脉来急数；气血、痰饮、宿食停滞，脉气不相接续而时有歇止。若真元衰惫，脏气虚弱，阴血衰少，以致脉气不相接续，则脉促而细小无力，多属虚脱之象。

26. 结脉 脉来缓而时止，止无定数。

【临床意义】 主阴盛气结，寒痰血瘀，亦主气血虚衰。

【机理分析】 阴寒内盛，阻困阳气，血行缓慢，故脉来迟缓；气结、痰凝、血瘀，脉气阻滞，故时有歇止，且结而有力。久病虚损，阳气微弱，脉气不续，则结而无力。

27. 代脉 脉来时有歇止，止有定数，良久方来。

【临床意义】 主脏气衰微，亦主痛证，惊恐，跌仆损伤等。

【机理分析】 脏气衰微，气血亏损，元气不足，鼓动乏力，以致脉气不能接续，故脉来时有歇止，良久复还，止有定数。痛证、惊恐、跌仆损伤诸病而见代脉，是因病而致脉气不能接续。

28. 疾脉 脉来急疾，一息七八至（每分钟脉搏 120 次以上）。

【临床意义】 主阳极阴竭，元气将脱。

【机理分析】 伤寒、温病在热邪亢极之时，脉疾而有力，按之益坚，是阳亢无制、真阴垂危之候；若疾而虚弱或散乱，是元气将脱之征。婴儿脉率一息七至亦属平脉，不作疾脉。

五、脉象鉴别、相兼脉和真脏脉

（一）相似脉的鉴别

在 28 种常见病脉中，有些脉象很相似，容易混淆不清，必须注意相似脉的鉴别。

1. 比类法 即在近似脉象之间采取同中求异的鉴别方法。现在一般多采用浮、沉、迟、数、虚、实六脉为纲，对 28 脉进行归类，然后在同一类脉象之间加以比较（表 4-3）。

表 4-3 六纲脉比较表

脉纲	脉名	脉象	主病
浮脉类	浮	轻取即得，重按稍减而不空	表证，亦主虚证
	洪	指下极大如波涛汹涌，来盛去衰	邪热亢盛，亦主邪盛正衰
	濡	浮而细软	主诸虚，又主湿
	散	浮散无根，至数不齐	元气离散，脏腑之气将绝
	芤	浮大中空，如按葱管	失血，伤阴
	革	浮而搏指，中空外坚，如按鼓皮	亡血，失精，半产，漏下
沉脉类	沉	轻取不应，重按始得	里证
	伏	重按推筋着骨始得	邪闭，厥证，痛极
	牢	沉按实大弦长	阴寒内实，疝气，癥瘕
	弱	极软而沉细	气血不足
迟脉类	迟	脉来迟慢，一息不足四至	寒证
	缓	一息四至，脉来怠缓	湿证，脾胃虚弱
	涩	往来艰涩，如轻刀刮竹	气滞血瘀，精伤血少
	结	脉来缓慢，时见一止，止无定数	阴盛气结，寒痰血瘀，亦主气血虚衰
数脉类	数	一息五至以上	热证，亦主虚证
	促	脉来急数，时见一止，止无定数	阳盛实热，气血痰饮宿食停滞
	疾	一息七至以上，脉来急疾	主阳极阴竭，元气将脱
	动	脉形如豆，厥厥动摇，滑数有力	疼痛，惊恐
虚脉类	虚	举之无力，按之空虚	虚证
	微	极细极软，似有似无，至数不明	气血大虚，阳气衰微
	细	脉细如线，但应指明显	气血两虚，诸虚劳损，亦主湿
	代	脉来一止，止有定数，良久方来	脏气衰微，跌仆损伤
	短	首尾俱短，不及本位	有力为气郁，无力为气虚
实脉类	实	举按均有力	实证
	滑	往来流利，如盘走珠，应指圆滑	痰饮，食滞，实热
	紧	紧张有力，如转绳索	寒，痛，宿食
	长	首尾端直，超过本位	阳气有余，热证
	弦	端直以长，如按琴弦	肝胆病，痛证，痰饮，亦主虚劳

依据表 4-3 内容，比较任何两个相似之脉，就不难找出它们各自的脉象特征。

浮脉与虚、芤、散脉：四者脉位均表浅。但浮脉举之泛泛有余，重按稍减而不空，脉形不大不小；虚脉浮取无力，重按空虚；芤脉浮大中空，如按葱管；散脉浮散无力，漫无根蒂，稍用力则消失。

沉脉与伏、牢脉：三者脉位均较深，轻取不应。不同的是，沉脉重按乃得；伏脉较沉脉部位更深，着于筋骨，须推筋着骨始得；牢脉沉取实大弦长，坚牢不移。

迟脉与缓脉：均以息计，迟脉一息不足四至；缓脉稍快于迟，一息四至，脉来有冲和徐缓之象。

数脉与滑、疾脉：滑脉与数脉俱有脉率快的感觉，但滑脉强调脉的形与势，表现为圆滑流利，而数脉仅就至数言。数脉和疾脉都是脉率过快的脉象，但疾脉比数脉更快。

实脉与洪脉：二者脉势上都充实有力。但洪脉状若波涛汹涌，盛大满指，来盛去衰，浮取明显；而实脉长大坚实，应指力强，举按皆然，来去俱盛。

细脉与微、弱、濡脉：四者都是脉形细小而软弱之脉。但细脉脉形虽小却应指明显；微脉则极细极软，按之欲绝，似有似无；弱脉沉细而无力；濡脉浮细而无力，脉位与弱脉相反，轻取可以触知，重按反不明显。

芤脉与革脉：二脉都有中空之象。但芤脉浮大而中空乏力，脉管柔软，如按葱管；革脉浮大搏指，弦急中空，脉管较硬，如按鼓皮。

弦脉与长、紧脉：弦脉与长脉脉形皆长。但长脉超过寸、关、尺三部，长而不急；弦脉长而坚硬，如按琴弦。弦脉与紧脉脉气均紧张。但弦脉如按琴弦，端直以长，有锐利坚硬的指感；紧脉如按在拉紧的绳索上，脉势绷急超过了弦脉。

短脉与动脉：二者在脉形上均较短。但短脉脉形不及三部，常兼涩迟而力弱；动脉其形如豆，常兼滑数有力。

结、代、促脉：都属于节律失常而有歇止的脉象。但结、促脉均为不规则的间歇，歇止时间短；而代脉则是有规则的歇止，且歇止时间较长。结脉与促脉虽都有不规则的间歇，但结脉是迟（缓）而歇止，促脉是数而歇止。

2. 对举法 即在相反脉象之间采取对比的方法鉴别脉象。

浮脉与沉脉：是脉位浅深相反的两种脉象。浮脉脉位表浅、轻取即得，主表，属阳；沉脉脉位深沉，轻取不应，重按始得，主里，属阴。

迟脉与数脉：是脉率快慢相反的两种脉象。迟脉搏动比正常脉慢，即一息不足四至，主寒；数脉搏动则比正常脉快，即一息五至以上，主热。

虚脉与实脉：是脉的搏动力量强弱相反的两种脉象。虚脉三部举按均无力，主虚证；实脉举按均有力，主实证。

滑脉与涩脉：是脉的流利度相反的两种脉象。滑脉往来流利通畅，指下圆滑；涩脉往来艰难滞涩，极不流利，如轻刀刮竹。

洪脉与细脉：是脉体宽度和气势均相反的两种脉象。洪脉脉体阔大，充实有力，来势盛而去势衰；细脉脉体细小如丝线，脉力较差，但应指明显。

长脉与短脉：是脉气长短相反的两种脉象。长脉的脉气搏动超过寸、关、尺三部，如循长竿；短脉则脉气不及，前达不到寸或后不及尺部。

紧脉与缓脉：是脉的紧张度相反的两种脉象。紧脉紧张有力，如按转绳；缓脉脉势和缓松弛，且一息四至。

（二）相兼脉与主病

在28脉中，有些脉象属单一特征脉，如浮、沉、迟、数等。有些脉象本身具有几种单一脉象特征，称为“复合脉”。例如，牢脉由沉、实、大、弦、长五脉合成。所谓“相兼脉”，是指两个或两个以上单一或复合脉象相兼出现。相兼脉的主病，一般等于各组成脉象主病的综合。如：浮脉主表，数脉主热，浮数脉即主表热；浮脉主表，紧脉主寒，脉浮紧则主表寒。现将临床上常见的相兼脉及其主病举例如下。

浮紧脉，主外感风寒之表寒证，或风寒湿痹。

浮缓脉，主风邪伤卫，营卫不和，太阳中风的表虚证。

浮数脉，主风热袭表的表热证。

浮滑脉，主表证夹痰或风痰，常见于素体痰盛而又感受外邪者。

沉迟脉，主里寒证，常见于脾肾阳虚、阴寒凝滞。

沉弦脉，主肝郁气滞、寒滞肝脉或水饮内停。

沉涩脉，主血瘀，尤常见于阳虚而寒凝血瘀者。

沉缓脉，主脾虚而水湿停留。

弦数脉，主肝热证，常见于肝郁化火或肝胆湿热等证。

弦细脉，主肝肾阴虚、血虚肝郁或肝郁脾虚。

弦滑脉，常见于肝郁夹痰、风阳上扰或痰饮内停等证。

滑数脉，主痰热、痰火、湿热或食积化热。

洪数脉，主气分热盛，多见于外感热病的中期。

细数脉，主阴虚火旺。

（三）真脏脉

凡无胃、无神、无根的脉象，称为真脏脉，又称怪脉、败脉、死脉、绝脉。多见于疾病的后期，脏腑之气衰竭，胃气败绝的病证。元代危亦林《世医得效方》将真脏脉归纳为“十怪脉”，在十怪脉当中，除去偃刀脉、转豆脉、麻促脉，称为“七绝脉”，分述如下。

1. 釜沸脉　脉在皮肤，浮数之极，至数不清，如釜中沸水，浮泛无根。为三阳热极，阴液枯竭之候，多为临死前的脉象。

2. 鱼翔脉　脉在皮肤，头定而尾摇，似有似无，如鱼在水中游动。此为三阴寒极，阳亡于外之候。

3. 虾游脉　脉在皮肤，如虾游水，时而跃然而去，须臾又来，其急促躁动之象仍如前。为孤阳无依，躁动不安之候。

4. 屋漏脉　脉在筋肉之间，如屋漏水渗，良久一滴。即脉迟而结代，搏动无力。此为胃气、营卫将绝之候。

5. 雀啄脉　脉在筋肉之间，连连数急，三五不调，止而复作，如雀啄食之状。此为脾胃衰败，精气已绝于内。

6. 解索脉　脉在筋肉之间，乍疏乍密，如解乱绳状。为时快时慢，散乱无序的脉象。此为肾与命门元气将绝。

7. 弹石脉　脉在筋肉之下，如指弹石，辟辟顶指，毫无柔软和缓之象。此为肾气竭绝之象。

六、诊妇人脉与小儿脉

（一）诊妇人脉

妇人有经、孕、产等特有生理变化及相关疾病，其脉象亦出现相应改变。

1. 诊月经脉　妇女经期气血调和，则脉现滑数；妇人左关尺脉，忽洪大于右手，口不苦，身不热，腹不胀，是月经将至。寸关脉调和，而尺脉绝不至者，月经多不利。

妇人闭经有虚、实之分。尺脉虚细涩，是精血亏损的虚证；尺脉弦涩者，是气滞血瘀的实证。

2. 诊妊娠脉　妇人婚后月经停止，脉象滑数冲和，尺脉尤显，兼饮食异常，嗜酸或呕吐等症者，为妊娠之候。若午睡初起，脉亦滑疾有力，不可诊为妊娠脉。

3. 诊死胎脉　凡妊娠必阳气动于丹田，脉见沉滑，才能温养胎形。如果脉见沉涩，是精血不足，胎孕便可能受到损害。因此，妊娠期脉象沉而流利有力者，提示阳气和畅，胎孕正常；如脉沉而涩滞乏力，则胞孕可能有损，或是死胎。

4. 诊临产脉 孕妇将分娩时，其脉象亦有所变化特点。妇人临产之时，一是尺脉转为紧急而数；二是中指顶节两旁脉动较平时明显而剧烈。

（二）诊小儿脉

小儿脉与成人不同，其寸口脉位狭小，寸、关、尺难分；而且小儿临诊时常惊动啼哭，脉气随之亦乱，故难以掌握。因此，诊小儿除须望食指络脉及注重四诊合参外，其脉诊也有其特色。

1. 一指三部诊法 三岁以下小儿，用右手大拇指按在高骨脉上，分三部以定息数；四岁以上小儿，则以高骨中线为关，以一指向两侧转动以寻三部；七八岁可以挪动拇指诊三部；九至十岁以上可以次第下指依寸、关、尺三部诊脉；十五岁可以按成人三部诊法进行。

2. 小儿脉象主病 三岁以下小儿，一息七八至为平脉；五六岁小儿，六至为平脉，七至以上为数脉，四五至为迟脉。只诊浮沉、迟数、强弱、缓急，以辨别阴阳寒热表里、邪正盛衰，不详求 28 脉。其中，浮数为阳，沉迟为阴。强弱可测虚实，缓急可测邪正。数为热，迟为寒。沉滑为痰食，浮滑为风痰。紧急主寒，和缓主湿，大小不齐为积滞。小儿肾气未充，脉气止于中候。无论何脉，重按多不见。如重按乃见，便与成人的牢实脉同论。

七、脉症顺逆与从舍

脉症顺逆，是指从脉症的相应、不相应来判断疾病的顺逆。脉症相应者为顺，不相应者为逆。有脉与症不相应的情况，其中必有一真一假，或为症真脉假，或为症假脉真，所以临证时必须辨明脉症的真假以决定取舍。

1. 舍脉从症 是指在症真脉假的情况下，必须舍脉从症。例如，症见腹胀满，疼痛拒按，大便燥结，舌红苔黄厚焦躁，而脉迟细者，则症所反映的是实热内结胃肠，是真；脉所反映的是因热结于里，阻滞血脉流行，故出现迟细脉，是假象，此时当舍脉从症。

2. 舍症从脉 是指在症假脉真的情况下，必须舍症从脉。例如，伤寒热闭于里，症见四肢厥冷，而脉滑数，脉所反映的是真热；症所反映的是由于热邪内伏，格阴于外，出现四肢厥冷，是假寒，此时当舍症从脉。

第二节 按 诊

按诊是医生用手直接触摸或按压患者身体的某些部位，以了解局部的冷热、润燥、软硬、压痛、肿块等异常变化，从而推断疾病部位、性质和病情轻重等情况的诊察方法。

一、按诊的意义

按诊是切诊的重要组成部分，是四诊中不可缺少的一环。按诊能在望、闻、问的基础上进一步探明病变的部位、性质和程度，特别是对脘腹部疾病的诊断有着更为重要的作用，可以充实和完善其临床资料，提供客观的依据。

二、按诊的方法

（一）触法

触法是医生以手指或手掌轻轻触摸患者局部皮肤，了解肌肤的凉热、润燥，多用于头额部、四肢及胸腹部的皮肤等。

（二）摸法

摸法是医生以手指稍用力寻抚局部，探明局部的感觉情况及肿块的形态、大小、疼痛情况的一种检查方法。多用于胸腹、腧穴、浅表肿块等。

（三）按法

按法是以重手按压或推寻患者体表某处，如腹部或某一肿胀或肿物部位，了解深部有无压痛或肿块，肿块的形态、大小、质地的软硬、光滑度、活动程度等，以辨别脏腑虚实和邪气的痼结情况。

（四）叩法

叩法又称叩击法，是医生用手叩击患者身体某部，使之震动，产生叩击音、波动感或震动感，以了解病变情况的一种方法。根据叩击的方法不同，分为直接叩击法和间接叩击法两种。

1. 直接叩击法 是医生用手指直接叩击患者体表部位的检查方法。如直接叩诊臌胀患者腹部，根据叩击音和手感，可辨别气鼓或水鼓。

2. 间接叩击法 是医生用左手掌平贴在患者体表，以右手叩击左手背，边叩边听取有无叩击音的异常，询问被叩击部位的感觉，以推测病情。如右胁有叩击痛，可考虑与肝胆病有关等。

三、按诊的内容

按诊的运用范围相当广泛，临床常用的按诊检查有按胸胁、按脘腹、按肌肤、按手足、按腧穴等。

（一）按胸胁

1. 按胸部 按胸部要注意虚里、胸廓及妇女乳房的检查。

（1）按虚里：虚里位于左乳下第四、五肋间，乳头下稍内侧，即心尖搏动处，为诸脉之所宗。按虚里可知宗气之强弱、疾病之虚实、预后之吉凶。诊虚里时，患者取仰卧位，医生站其右侧，用右手平抚于虚里部，注意诊察动气之强弱、至数和聚散。

正常情况下，虚里搏动不甚明显，仅按之应手，其搏动范围直径为2～2.5cm，动而不紧，缓而不怠，动气聚而不散，节律清晰，是平人心气充盛，宗气积于胸中的表现。虚里按之其动微而弱者为不及，是宗气内虚之征。若动而应衣为太过，是宗气外泄之象。虚里搏动迟弱，或久病体虚而动数者，多为心阳不足。按之弹手，洪大而搏，或绝而不应者，是心气衰绝，证属危候。胸高而喘，虚里搏动散漫而数者，为心肺气绝之兆。孕妇胎前产后，虚里动高者为危候。此外，若因惊恐、大怒或剧烈运动后虚里脉动虽高，但休息片刻即能平复如常者，不属病态。肥胖之人因胸壁较厚，虚里搏动不明显者，亦属生理。

（2）按胸廓：前胸高起，按之气喘，为肺胀；叩之膨膨然，其音清者，可见于气胸；若按之胸痛，叩之音实者，可为热邪壅肺或饮停胸膈；胸部外伤则见局部青紫肿胀而拒按。

（3）按乳房：正常乳房内有数个小结，按诊时可有颗粒感和柔韧感，无触痛。若乳房局部有压痛，伴红肿、灼热，常见于乳痈。当乳房内有肿块时，应注意肿块的数目、部位、大小、外形、硬度、压痛和活动度，以及腋窝、锁骨下淋巴结的情况。若妇女乳房有形如鸡卵的硬结肿块，边界清楚，表面光滑，推之活动而不痛者，为乳核；若乳房肿块呈多发性、扁平形或呈串珠状结节，大小不一，质韧而不硬，与周围组织界限不清，病程较长，发展缓慢者，为乳癖；若肿块迅速增大，质地变硬，形状不规则，边界不清，腋窝多可扪及肿块，有血性分泌物从乳头溢出，应考虑可能为乳癌。

2. 按胁肋部 肝脏位于右胁内，通过经脉与胆相连。按胁部既要在胸侧腋下至肋弓部位进行按、叩，也应由上腹部向肋弓方向轻循，并按至肋弓下，以了解胁内脏器状况。胁痛喜按，多为肝虚。胁痛拒按，每遇咳嗽、转体而加剧，为悬饮。右胁胀痛，摸之有热感，手不可按者，可能为肝痈。胁下肿块，刺痛拒按，多为血瘀。右胁下肿块，按之表面凹凸不平，应注意排除肝癌。疟疾后左胁下触及痞块，按之硬者为疟母。

（二）按脘腹

按脘腹是指通过触按胃脘部及腹部，了解局部的凉热、软硬、胀满、肿块、压痛等情况，以此来推测有关脏腑的病变及证之寒热虚实。

1. 脘腹凉热 脘腹冷，喜暖手按抚者属寒；脘腹灼热，喜冷物按者属热。

2. 脘腹胀满 有虚实之分。凡腹部按之手下饱满充实而有弹性、有压痛者，多为实满。若腹部虽膨满，但按之手下虚软而缺乏弹性，无压痛者，多为虚满。腹部高度胀大，如鼓之状者，称为“臌胀”。肥胖之人腹如鼓，按之柔软，无脐突、无病证表现者，不属病态。

3. 脘腹痞满 痞满是自觉心下或胃脘部痞塞不适和胀满的一种症状。按之较硬而疼痛者，多属实证，多因邪实积聚胃脘部；若按之濡软而无疼痛者，则属于虚证，多因胃腑虚弱。

4. 脘腹肿块 腹内肿块推之可移，或痛无定处，聚散不定者，称为“瘕聚”，病属气分；凡肿块痛有定处，推之不移者，称为“癥积”，病属血分。肿块大者多病深；肿块生长迅速者往往预后不良；肿块形态不规则，表面或边缘不光滑者亦属重证。

5. 脘腹疼痛 左少腹作痛，按之累累有硬块者，为肠中有宿便。右少腹剧痛，按之痛甚，有包块应手者，多为肠痈。

6. 腹中虫块 按诊有三大特征：一是形如筋结，久按之肿块移动；二是细心诊察，觉指下如蚯蚓蠢动；三是腹壁可凹凸不平，按之起伏聚散，往来不定。

（三）按肌肤

按肌肤是医生用手触摸患者某些部位的肌肤，通过诊察其寒热、润燥、滑涩、肿胀、疮疡等情况，以分析病情的寒热虚实及气血阴阳盛衰的诊察方法。

1. 诊寒热 按肌肤的寒热可了解人体阴阳的盛衰、表里虚实和邪气的轻重。如肌肤寒冷，为阳气衰少；肌肤寒冷而大汗淋漓、面色苍白、脉微欲绝者，为亡阳之征。肌肤灼热，为阳热炽盛；若汗出如油，四肢肌肤尚温而脉躁疾无力者，为亡阴之征。

2. 诊润燥滑涩 按肌肤的润燥滑涩可了解患者汗出情况和气血津液盛衰。皮肤湿润者，为有汗；皮肤干燥者，为无汗，或津液不足。肌肤滑润为气血充盛；肌肤枯涩为气血不足。

3. 诊肿胀 用手按压肌肤肿胀处，以辨水肿和气肿。如以手按之有凹陷，不能即起者为水肿。如以手按之凹陷，皮肤粗厚，举手即起，按之无压痕者为气肿。

4. 诊疮疡 触按疮疡局部的软硬及有无灼手之感，可辨阴阳及是否成脓。凡疮疡按之肿硬而不热，根盘平塌漫肿者，为阴证；红肿灼手，根盘紧束者，为阳证。按之硬而热不甚者，为无脓；按之边硬顶软有波动感而热甚者，为有脓；轻按即痛者为脓在浅表，重按方痛者是脓在深部。

5. 按尺肤 尺肤是指从肘部内侧至掌后横纹处的一段皮肤。诊者尺肤的寒热、缓急（紧张度）、滑涩、肿胀，可了解疾病的寒热虚实。若尺肤热甚脉象洪滑数盛者，为温热证；尺肤凉而脉象细小者，多为泄泻、少气。按尺肤窅而不起者，为风水。尺肤粗糙如枯鱼之鳞者，为精血不足，或脾阳不足，水饮不化之痰饮病。

（四）按手足

按手足是通过触摸患者手足部位的冷热程度，以判断病情的寒热虚实及表里内外顺逆的一种检查方法。凡手足俱冷者，属寒证；手足俱热者，属热证。额上热甚于手心热者为表热；手心热甚于额上热者为里热。手足背热甚者，多为外感发热；手足心热甚者，多为内伤发热。热证反见手足逆冷者，提示病情严重。小儿手足按诊，若小儿指尖逆冷主惊厥；中指独热主外感风寒；中指指尖独冷者，为麻疹将发之兆。诊手足寒温尚可判断阳气存亡，推测疾病预后。若阳虚之证，四肢犹温，为阳气尚存，病虽重尚可治疗；若四肢厥冷，多预后不良，应审慎诊治之。

（五）按腧穴

腧穴是脏腑经络之气转输之处，是内脏病变在体表的反应点。按腧穴是按压身体某些特定穴位，通过探查穴位局部的某些变化来判断内脏病变的方法。

按腧穴要注意发现穴位上是否有结节或条索状物，有无压痛或其他敏感反应，然后结合望、闻、问诊所得的资料综合判断内脏疾病。如肺俞穴摸到结节，或按中府穴有压痛者，为肺病的反应；按上巨虚穴有明显压痛者，为肠痈（阑尾炎）等。临床上诊断脏腑病变的常用腧穴如下：肺病为中府、肺俞、太渊；心病为巨阙、膻中、大陵；肝病为期门、肝俞、太冲；脾病为章门、太白、脾俞；肾病为气海、太溪；大肠病为天枢、大肠俞；小肠病为关元；胆病为日月、胆俞；胃病为胃俞、足三里；膀胱病为中极等。

（李晓娟）

第五章　八纲辨证

八纲，是指表、里、寒、热、虚、实、阴、阳八个纲领。八纲是从各种具体证的个性中抽象出来的具有普遍规律的共性纲领。表、里是用以辨别病位浅深的基本纲领；寒、热、虚、实是用以辨别疾病性质的基本纲领；阴、阳是区分疾病类别、归纳病证的总纲，并可涵盖表、里、寒、热、虚、实六纲。八纲辨证，是指运用八纲对四诊所收集的各种病情资料，进行分析、归纳，从而辨别疾病现阶段病变部位浅深、疾病性质寒热、邪正斗争盛衰和病证类别阴阳的方法。通过八纲辨证，可找出疾病的关键所在，掌握要领，确定类型，推断趋势，为临床治疗指出方向。八纲辨证是从八个方面对疾病本质做出纲领性辨别，并不意味着把患者的各种临床表现划分为孤立而毫不相关的、界限分明的八类证。实际上，八纲之间既相互区别，又相互联系，不可分割。

第一节　表里辨证

表、里是辨别病变部位外内、浅深的两个纲领。

表与里是相对的概念，如皮肤与筋骨相对而言，皮肤属表，筋骨属里；脏与腑相对而言，腑属表，脏属里等。一般而论，身体的皮毛、肌腠在外，属表；血脉、骨髓、脏腑在内，属里。但是临床辨证时，一般把外邪侵犯肌表，病位浅者，称为表证；病在脏腑，病位深者，称为里证。表、里证的辨别主要以临床表现为依据，不能把表、里简单地理解为固定的解剖部位。

一、表　证

表证是指六淫、疫疠等邪气，经皮毛、口鼻侵入机体的初期阶段，正气抗邪于肌表，以新起恶寒发热为主要表现的证。

【临床表现】　新起恶风寒，或恶寒发热，头身疼痛，喷嚏，鼻塞，流涕，咽喉痒痛，微有咳嗽、气喘，舌淡红，苔薄，脉浮。

【证候分析】　外邪袭表，正邪相争，阻遏卫气的宣发、温煦功能，故见恶寒发热；外邪束表，经气郁滞不畅，不通则痛，故有头身疼痛；肺主皮毛，鼻为肺窍，皮毛受邪，内应于肺，鼻咽不利，故喷嚏，鼻塞，流涕，咽喉痒痛；肺气失宣，故微有咳嗽、气喘；病邪在表，尚未入里，舌象没有明显变化，故舌淡红，苔薄；正邪相争于表，脉气鼓动于外，故脉浮。

【辨证要点】　以新起恶寒发热，头身疼痛，苔薄，脉浮为辨证要点。

二、里　证

里证是指病变部位在内，以脏腑、气血、骨髓等功能失调为主要表现的证候。

【临床表现】　里证的范围极为广泛，其表现多种多样，概而言之，凡非表证（及半表半里证）的特定证，一般都属里证的范畴。其表现特征是无新起恶寒发热并见，以脏腑症状为主要表现。

【证候分析】　形成里证的原因有三方面：一是外邪袭表，表证不解，病邪传里，形成里证；二是外邪直接入里，侵犯脏腑等部位，即所谓“直中”为病；三是情志内伤、饮食劳倦等因素，直接损伤脏腑气血，或脏腑气血功能紊乱而出现各种证候。

【辨证要点】　以脏腑气血功能失常的典型症状为辨证要点。

三、半表半里证

半表半里证是指病变既非完全在表，又未完全入里，病位处于表里进退变化之中，以寒热往来等为主要表现的证。

【临床表现】 寒热往来，胸胁苦满，心烦喜呕，默默不欲饮食，口苦，咽干，目眩，脉弦。

【证候分析】 半表半里证在六经辨证中通常称为少阳病证，多为外感病邪由表入里的过程中，邪正相争，少阳枢机不利所表现的证候。证候分析详见“六经辨证”中的“少阳病证”。

【辨证要点】 以寒热往来，胸胁苦满，脉弦为辨证要点。

四、表证、里证与半表半里证的鉴别

鉴别表证和里证，主要观察寒热表现、脏腑功能症状突出与否、舌象和脉象等变化（表 5-1），并应结合起病缓急、病情轻重及病程长短等。

表 5-1　表证、里证与半表半里证的鉴别要点

证型	寒热	主症	舌象	脉象	病机
表证	恶寒发热	以头身疼痛，鼻塞或喷嚏等为常见症，内脏症状不明显	舌象变化不明显	浮脉	外邪遏表 卫气失宣
里证	但寒不热或但热不寒	以内脏症状如咳喘、心悸、腹痛、呕泻之类表现为主症，鼻塞头身痛等非常见症	舌象变化明显	沉脉或其他脉象	邪气盛实 精气亏虚 阴阳失调
半表半里证	寒热往来	胸胁苦满等特有表现	舌象变化不明显	弦脉	邪正交争 枢机不利

第二节　寒热辨证

寒、热是辨别疾病性质的两个纲领。

寒证与热证反映机体阴阳盛衰。因此，寒证与热证实际是机体阴阳偏盛、偏衰的具体表现。阴虚或阳盛表现为热证，阳虚或阴盛表现为寒证，寒象、热象与寒证、热证既有区别，又有联系。如恶寒、发热等可被称为寒象或热象，是疾病外在表现的征象，而寒证或热证是对疾病本质做的判断。一般情况下，疾病的本质和表现的征象是相符的，热证见热象，寒证见寒象。但某些特殊情况下，出现寒象或热象时，疾病的本质不一定就是寒证或热证。因此，寒热辨证，不能孤立地根据个别寒热症状做判断，而是应在综合四诊资料的基础上进行分析、辨识。

一、寒　证

寒证是指感受寒邪，或阳虚阴盛，导致机体功能活动受抑制而表现出具有“冷、凉”等症状特点的证候。寒证包括表寒证、里寒证、虚寒证、实寒证。

【临床表现】 恶寒，或畏寒喜暖，肢冷蜷卧，局部冷痛，口淡不渴，痰、涕、涎液清稀，小便清长，大便溏薄，面色白，舌质淡，苔白而润，脉紧或迟等。

【证候分析】 寒证因感受寒邪，或过服生冷寒凉。起病急骤，体质壮实者，多为实寒证；内伤久病，阳气虚弱而阴寒偏胜者，多为虚寒证；寒邪袭于表者，多为表寒证；寒邪客于脏腑，或阳虚阴盛所致者，多为里寒证。

由于寒邪遏制，阳气被郁，故见恶寒；或阳虚，阴寒内盛，形体失却温煦，可见畏寒喜暖，肢冷蜷卧；寒邪凝滞或阳虚不温，均可见局部冷痛；阴寒内盛，津液未伤，故口淡不渴，苔白而润；阳不化津，水液代谢失司，故痰、涎、涕、二便等分泌物、排泄物澄澈清冷；外寒阻遏阳气

或阳气不足，气血不能运行于面，则见面色白，舌质淡；寒邪束遏阳气则脉紧，阳虚推动缓慢则脉迟。

【辨证要点】 以畏寒喜暖，口淡不渴，排出物清稀，舌淡苔白润，脉迟或紧为辨证要点。

二、热　证

热证是指感受热邪，或脏腑阳气亢盛，或阴虚阳亢，机体功能活动亢进而表现出具有温（热）等特点的证候。热证包括表热证、里热证、虚热证、实热证。

【临床表现】 发热，恶热喜冷，口渴欲饮，面赤，烦躁不宁，痰涕黄稠，小便短黄，大便干结，舌红少津，苔黄燥，脉数等。

【证候分析】 因外感火热阳邪，或过服辛辣温热之品，或寒湿郁而化热，或七情过激，五志化火等导致体内阳热过盛，病势急骤，形体壮实者，多为实热证；因内伤久病，阴液耗损而阳气偏亢者，多为虚热证；风热之邪袭于表者，多为表热证；热邪盛于脏腑，或因阴虚阳亢而致者，多为里热证。

由于阳热偏盛，津液被耗，或因阴液亏虚而阳气偏亢，故见发热、恶热、面赤、烦躁不宁、舌红、苔黄、脉数等一派热象；热伤阴津，故见口渴欲饮、痰涕黄稠、小便短黄、大便干结、舌红少津、苔燥等症。

【辨证要点】 以发热恶热，渴喜冷饮，排出物稠浊，舌红苔黄，脉数为辨证要点。

三、寒证与热证的鉴别

在鉴别寒证与热证时，应对疾病的全部表现进行综合观察，尤其是应以寒热的喜恶、四肢的温凉、口渴与饮水、面色的赤白及二便、舌象、脉象等作为鉴别要点（表5-2）。

表5-2　寒证与热证的鉴别要点

证型	寒热	口渴	面色	四肢	体态	痰涕	二便	舌象	脉象	病机
寒证	恶寒喜热	不渴	白	冷	蜷卧少动	清稀色白	大便稀溏小便清长	舌淡苔白而润滑	迟或紧	阳虚或阴盛
热证	恶热喜冷	渴喜冷饮	红赤	热	仰卧躁动	稠浊色黄	大便干结小便短赤	舌红苔黄而干	数	阳盛或阴虚

四、寒热错杂、转化与真假

寒证与热证虽有阴阳盛衰的本质区别，但又相互联系，它们既可以在患者身上同时出现，表现为寒热错杂的证候，又可以在一定条件下相互转化，出现寒证化热、热证转寒。在疾病发展过程中，特别是在危重阶段还会出现假象。

（一）寒热错杂

1. 上热下寒 患者在同一时间内，上部表现为热，下部表现为寒的一种证候。如既见胸中烦热，频欲呕吐的上热证，又见腹痛喜暖，大便稀溏的下寒证，即属此类病证。

2. 上寒下热 患者在同一时间内，上部表现为寒，下部表现为热的一种证候。例如，胃脘冷痛，呕吐清涎，同时又兼见尿频、尿痛、小便短赤，此为寒在胃而热在膀胱的证候。

3. 表寒里热 寒在表，热在里，是表寒里热错杂的一种证候。常见于本有内热，又外感风寒；或外邪传里化热而表寒未解的病证。如恶寒发热，无汗，头痛身痛，脉浮紧的表寒证，又见到烦躁，口渴，大便干结，小便黄短的里热证。

4. 表热里寒 热在表，寒在里，是表热里寒错杂的另外一种证候。多见于素有里寒而复感风热，或表热证未解，误下以致脾胃阳气损伤的病证。如平素脾胃虚寒，又感风热，临床上既能见到发热，头痛，咳嗽，咽喉肿痛的表热证，又可见到大便溏泄，小便清长，四肢不温的里寒证。

（二）寒热转化

1. 寒证转化为热证 是指先为寒证，后出现热证，而寒证随之消失者。多由治疗不当，过用温燥之品；或失治，寒邪未能及时温散，而体内的阳气偏盛，寒邪从阳化热。例如：寒湿之邪郁遏中焦，若患者素体脾胃阳旺，则寒湿之邪转化为燥热之邪，而寒证便转化为热证。

2. 热证转化为寒证 是指先为热证，后出现寒证，而热证随之消失者。多由失治、误治损伤阳气；或因邪气极盛，耗伤正气，正不胜邪，功能衰退，阳气耗散所致，故而转为虚寒证，甚至出现亡阳。例如：高热病人，由于大汗不止，阳从汗泄，或吐泻太过，阳随津脱，而出现体温骤降、四肢冷、面色苍白、脉微欲绝的亡阳证。

（三）寒热真假

寒热真假是指疾病发展到寒极或热极的阶段，有时会出现某些与疾病本质相反的假象表现，如“寒极似热”“热极似寒”，即所谓“真寒假热”“真热假寒”。

1. 真寒假热证 是指疾病本质为寒证，却见某些假热象的危重证候。症见四肢厥冷、胸腹欠温、下利清谷、小便清长、舌淡苔白等一派寒象的同时，或有身热，但反欲盖衣被；或面赤，却两颧泛红如妆，时隐时现，游移不定；或口渴，但不欲饮，或不多饮或喜热饮；或自感烦热，而胸腹必无灼热，下肢必厥冷；或咽喉痛，但不红肿；或脉大，但按之必无力等假热之象。

真寒假热产生的机理，主要是由于阴寒极盛，壅阻于内，格阳于外，使阴阳之气不相顺接，相互格拒而成；也可因元阳虚衰至极，阳不制阴，偏盛之阴盘踞于内，逼迫虚阳浮越于上，阴阳不相维系而成。二者均属“阴盛格阳证”，但后者又称“戴阳证”。

2. 真热假寒证 是指疾病本质为热证，却见某些假寒象的危重证候。症见高热恶热不恶寒、胸腹灼热、烦渴饮冷、口鼻气热、咽干口臭，甚则神昏谵语、小便短赤、大便燥结或热痢下重、舌红苔黄而干、脉滑数有力等一派热象的同时，又出现四肢厥冷，但却不恶寒、反恶热，且胸腹必灼热；或脉沉迟，但重按必有力等假寒之象。

真热假寒产生的机理，是由于里热炽盛，阳气郁闭于内而不能外达，又称“阳盛格阴证”。其内热愈盛则肢冷愈严重，即所谓“热深厥亦深”。

当出现上述“热极似寒”或“寒极似热”的情况时，一定要注意在四诊合参、全面分析的基础上，透过现象抓本质。在具体辨别时，应注意以下几个方面：①了解疾病发展的全过程，一般情况下“假象”容易出现在疾病的后期及危重期。②辨证时应以表现于内部、中心的症状作为判断的主要依据，外部、四肢的症状可能为“假象”。③“假象”和真象存在不同，如“假热”之面赤，是面色白而仅在颧颊上浅红娇嫩，时隐时现，而里热炽盛的面赤却是满面通红；“假寒”常表现为四肢厥冷伴随胸腹部灼热，揭衣蹬被，而阴寒内盛者则往往身体蜷卧，欲加衣被。

第三节　虚实辨证

虚、实是辨别邪正盛衰的两个纲领。实主要指邪气盛实，虚主要指正气不足，所以实与虚主要反映病变过程中人体正气的强弱和致病邪气的盛衰。由于邪正斗争是疾病过程中的主要矛盾，阴阳盛衰及其所形成的寒、热证，亦存在着虚实之分。所以，分析疾病过程中邪正的虚实关系，是辨证的基本要求。

一、虚　证

虚证是指人体阴阳、气血、津液、精髓等亏虚，以“不足、松弛、衰退”为主要症状表现的证候。其基本病理为正气亏虚、邪气不著。

【临床表现】 由于人体阴阳、气血、津液、精髓等受损程度的不同及所影响脏腑的差异，虚证的表现也各不相同。因此，虚证的典型证候难以概括。

【证候分析】 虚证的形成，虽然可由先天禀赋不足所致，但主要是由后天失调和疾病耗损所产生。例如，饮食失调，营血生化之源不足；思虑太过、悲哀猝恐、过度劳倦等，耗伤气血营阴；房事不节，耗损肾精元气；久病失治、误治，损伤正气；大吐、大泻、大汗、出血等，使阴液、气血耗损等，均可形成虚证。

【辨证要点】 以久病、势缓、耗损过多，虚弱不足症状为辨证要点。

二、实　证

实证是指人体感受外邪，或疾病过程中阴阳气血失调，体内病理产物如痰饮、水湿、瘀血等蓄积，以“有余、亢盛、停聚”为主要症状表现的证候。其基本病理为邪气盛实、正气不虚。

【临床表现】 由于感邪性质与病理产物的不同，以及病邪侵袭、停积部位的差别，实证的表现也各不相同，同样难以全面概括。

【证候分析】 实证的形成主要有两方面原因：一是因风、寒、暑、湿、燥、火、疫疠及虫毒等邪气侵犯人体，正气奋起抗邪；二是脏腑功能失调，气化失职，气机阻滞，形成痰、湿、瘀血、宿食等病理产物，停积蕴聚于体内。

【辨证要点】 以亢奋、有余症状及病理产物停聚为辨证要点。

三、虚证与实证的鉴别

虚证与实证主要从病程、体质、症状及舌脉的特点等方面加以鉴别（表 5-3）。

表 5-3　虚证与实证的鉴别要点

证型	病因	病程	体质	精神	声息	胀满	疼痛	二便	舌象	脉象	病机
虚证	多内伤	较长	虚弱	萎靡	声低息微	时减	喜按	尿清便溏	舌嫩苔少	虚而无力	精气夺
实证	多外感	较短	强壮	躁动	声高息粗	不减	拒按	尿少便结	舌老苔厚	实而有力	邪气盛

四、虚实的错杂、转化和真假

疾病是一个复杂的过程，由于体质、治疗、护理等诸多因素的影响，使虚证与实证发生虚实错杂、虚实转化、虚实真假等证候表现，若不细察，便容易误诊。

（一）虚实错杂

1. 实证夹虚　此证常发生于实证过程中正气受损的患者，亦可见于素体本虚而新感外邪的患者。它的特点是以实邪为主，正虚为次。例如，外感伤寒，经发汗，或经吐、下后，心下痞硬，嗳气不除，这是胃有痰湿、浊邪而致胃气受损的实中夹虚之证。

2. 虚证夹实　此证往往见于实证深重，迁延日久，正气大伤，余邪未尽的患者。亦可见于素体大虚，复感邪气的患者。其特点以正虚为主，实邪为次。例如，春温病的肾阴亏虚证，出现于疾病的晚期，是邪热劫烁肝肾之阴而呈现邪少虚多的证候；症见低热不退，口干，舌质干绛；治以滋阴养液、扶正为主，兼清余邪。

3. 虚实并重　此证多见于以下两种情况：一是原为严重的实证，迁延日久，正气大伤，而实邪未减者；二是原本正气甚弱，又感受较重邪气的患者。其特点是正虚与邪实均十分明显，病情比较严重。例如，小儿疳积，大便泄泻，完谷不化，腹部膨大，形瘦骨立，午后烦躁，饮食异常，苔厚浊，脉细稍弦；病因起于饮食积滞，损伤脾胃，虚实并见；治应消食化积与健脾同用。

（二）虚实转化

1. 实证转虚　是指先有实证，后出现虚证，而实证随之消失者。多因邪气久留，或失治、误治，损伤人体正气而转为虚证。例如：本表现为高热，咳喘，吐黄稠痰，胸痛，舌红苔黄腻，脉滑数等里实热之象，因失治、误治，日久不愈，出现咳喘无力，呼多吸少，动则喘盛，神疲乏力，少气懒言，面白，舌淡，脉弱等虚象，而实证消失，即实证转为虚证。

2. 因虚致实 由于正气不足，脏腑功能减退，导致痰、湿、水饮、瘀血等病理产物停积于体内形成因虚致实。因虚致实不能理解为虚证转化为实证，实际上是由虚证转化为虚实夹杂证，或本虚标实证。例如：阳虚水停、脾虚生湿、阴虚便秘、气虚血瘀等都属于因虚致实，虽然此时可能实证较虚证更突出，但根据治病求本的原则，治疗往往仍以扶正为主，或急则治标，标本兼顾。

（三）虚实真假

虚实真假是指虚证或实证发展到复杂或严重的阶段，有时会出现某些与疾病本质相反的假象表现。

1. 真实假虚证 是指疾病的本质为实证，却出现某些“虚羸”的现象，即所谓“大实有羸状”。例如，实邪内盛之人，出现神情默默、身体倦怠、懒言、脉象沉细等貌似“虚羸”的表现，是由于火热，或痰食，或湿热，或瘀血等邪气或病理产物大积大聚，以致经脉阻滞，气血不能畅达，其病变的本质属实。因此，虽默默不语但语时声高气粗，虽倦怠乏力却动之觉舒，虽脉象沉细却按之有力，与虚证所导致的真正虚弱表现有所不同。同时还可能伴随疼痛拒按、舌质苍老、舌苔厚腻等实证的典型表现，可资鉴别。

2. 真虚假实证 是指疾病的本质为虚证，反出现某些“盛实”的现象，即所谓“至虚有盛候”。例如，正气亏虚较为严重之人，出现腹胀腹痛、二便闭塞、脉弦等貌似盛实的表现，是由于脏腑虚衰，气血不足，运化无力，气机不畅，其病变的本质属虚。因此，腹虽胀满而有时缓解，不似实证之常满不减；腹虽痛而按之痛减，不似实证之拒按；脉虽弦，但重按无力，与实证表现有所不同。同时可能伴随神疲乏力、面色无华、舌质娇嫩等虚证的典型表现，可资鉴别。

当出现上述“大实有羸状”或“至虚有盛候”的情况时，一定要注意围绕虚、实证的表现特点及鉴别要点综合分析，仔细辨别，从而分清虚实的真假。应特别注意如下几点：①脉象的有力无力、有神无神；尤以沉取之象为真谛。②舌质的胖嫩与苍老，舌苔的厚腻与否。③言语发声的响亮与低怯。④患者体质的强弱，发病的原因，病证的新久，以及治疗经过等。此外，还要注意在证候中的可疑症状与“独处藏奸”的症状，如此则虚实真假便无从遁形了。

第四节 阴阳辨证

阴、阳是归类病证类别的两个纲领。

阴、阳分别代表事物相互对立的两个方面，它无所不指，也无所定指，故病证的性质及临床表现，一般都可用阴阳进行概括或归类。阴阳又是八纲辨证的总纲，可以统括其余六个方面，故有人称八纲为“二纲六要”。由此可见，阴阳辨证在疾病辨证中的重要地位。

一、阴　证

凡符合“阴”的一般属性的证候，称为阴证。如里证、寒证、虚证属于阴证的范围。

【临床表现】 不同的疾病，所表现的阴性证候不尽相同，各有侧重。一般常见的临床表现为面色暗淡，精神萎靡，身重蜷卧，形寒肢冷，倦怠无力，语声低怯，纳差，口淡不渴，大便溏薄腥臭，小便清长，舌淡胖嫩，脉沉迟或细弱或细涩。

【证候分析】 精神萎靡，倦怠无力，面色暗淡，声低气怯是里虚证的表现。形寒肢冷，口淡不渴，大便溏薄腥臭，小便清长是里寒证的表现。舌淡胖嫩，脉沉迟、细弱、细涩均为虚寒之舌脉。

二、阳　证

凡符合“阳”的一般属性的证候，称为阳证。如表证、热证、实证，属于阳证的范围。

【临床表现】 不同的疾病，所表现的阳性证候不尽相同。一般常见的临床表现为面色偏红，发热，肌肤灼热，烦躁不安，语声粗浊或骂詈无常，呼吸气粗，喘促痰鸣，口干渴饮，大便秘结，小便短赤，舌质红绛，苔黄黑生芒刺，脉象浮数、洪大、滑实。

【证候分析】 阳证是表证、实证、热证的归纳，恶寒发热并见是表证的特征。面色偏红，烦躁不安，肌肤灼热，口干渴饮为里热证的表现。语声粗浊，呼吸气粗，喘促痰鸣，大便秘结等是里实证的表现。舌质红绛，苔黄黑起刺，脉象洪大、数、滑实均为里实热之征。

三、阴证与阳证的鉴别

阴证与阳证可以综合患者寒热、神情、面色、口渴、二便、舌脉等全身情况加以鉴别（表5-4）。

表5-4 阴证与阳证的鉴别要点

证型	寒热	神情	面色	口渴	声息	二便	舌象	脉象
阴证	形寒肢冷	萎靡	暗淡	口淡不渴	声低息微	尿清便溏	舌淡嫩苔白滑	沉细迟无力
阳证	发热恶热	烦躁	赤	渴喜冷饮	声高息粗	尿赤便结	舌红绛苔黄燥	洪大滑有力

四、阴虚证与阳虚证、亡阴证与亡阳证

（一）阴虚证

阴虚证是指机体阴液亏损，无以制阳，滋润、濡养等作用减退所表现的虚热证候。

【临床表现】 形体消瘦，五心烦热，口燥咽干，潮热盗汗，两颧潮红，目眩耳鸣，手足蠕动，时有抽搐，舌红少苔或无苔，脉细数等。

【证候分析】 阴虚不足，虚阳上浮，故见面颧唇红；虚热内生，故潮热盗汗，五心烦热；虚热扰乱心神故心烦不寐，或昏沉欲睡；阴津不足故形体消瘦；水不上潮，故口燥咽干，或唇干舌燥；阴津亏损，筋无所养，故手足蠕动，时有抽搐；舌红无苔，脉细数，均是阴虚的舌、脉象。

【辨证要点】 以潮热颧红，盗汗，舌红苔少，脉细数为辨证要点。

（二）阳虚证

阳虚证是指机体阳气虚损，无以制阴，温煦、推动等作用减退所表现的虚寒证候。

【临床表现】 面色㿠白，疲乏无力，少气懒言，畏寒肢冷，蜷卧自汗，口淡乏味，小便清长，大便稀溏，水肿，舌质淡胖嫩，苔白润，脉沉迟无力等。

【证候分析】 阳气虚衰，失于温煦而外寒，故见畏寒喜暖，形寒肢冷，以四肢逆冷为甚，面色㿠白，舌淡脉迟等寒象；阳气虚衰，温煦无力，人体兴奋性减退，可见蜷卧神疲，小便清长，下利清谷等虚象；阳虚气化无力，阳不化阴，津液代谢活动障碍或减退，津液停聚而成水湿痰饮，产生水肿病变。

【辨证要点】 以畏寒肢冷，舌淡，脉沉迟无力为辨证要点。

（三）亡阴证

亡阴证是指机体阴液极度耗伤，阴液欲竭所表现的危重证候。

【临床表现】 汗热味咸而黏、如珠如油，身体恶热，肌热气粗，虚烦躁扰，面赤唇焦，渴喜冷饮，小便极少或无尿，舌红绛而干燥，脉细数疾无力等。

【证候分析】 由于阳热逼迫欲绝之阴津外泄，故见汗出如油；阴竭则尿少；失于濡润，则口唇干焦，舌红干燥；虚火内炽，故见身体恶热，烦渴躁扰，脉细数疾等阴竭阳亢的危候。

【辨证要点】 以汗出如油，身热烦渴，面赤唇焦，脉细数疾无力为辨证要点。

（四）亡阳证

亡阳证是指机体阳气极度衰竭，阳气欲脱所表现的危重证候。

【临床表现】 冷汗淋漓、汗质稀淡，四肢厥冷，肌肤不温，呼吸气弱，神情淡漠，面色苍白，不渴喜热饮，小便清淡或尿频，舌淡而润，脉微细欲绝等。

【证候分析】 阳气极度衰微而脱散，其温煦、固摄、推动等功能丧失，故见冷汗、肢厥、面色苍白、神情淡漠、气息微弱、脉微欲绝等阳气衰竭的危候。

【辨证要点】 以冷汗淋漓，肢厥身冷，面色苍白，脉微欲绝为辨证要点。

（姚　涛）

第六章　病因辨证

病因辨证是以中医病因、病机理论为指导，对患者的症状、体征、病史等病情资料，根据各种病因致病特点进行综合分析，以推求疾病证候病因属性的辨证方法。病因辨证包括六淫（疫疠）辨证、七情辨证、饮食劳伤辨证、外伤辨证等。

第一节　六淫辨证

六淫辨证，是根据六淫（风、寒、暑、湿、燥、火）的性质和致病特点，对四诊所收集的各种病情资料进行分析、归纳，辨别疾病当前病理本质是否存在着六淫病证的辨证方法。

一、风　淫　证

风淫证是指外感风邪所表现的证候，亦称外风证。

【临床表现】 恶风，微发热，汗出，鼻塞流涕，喷嚏，咽喉干痒或咳嗽，苔薄白，脉浮缓；或皮肤瘙痒、丘疹风团、瘾疹；或局部麻木，口眼㖞斜；或游走性关节疼痛；或突然面睑浮肿等。

【证候分析】 风邪袭表，腠理疏松，卫外不固，故见恶风微热，汗出，脉浮缓；风伤肺窍，则鼻塞流涕，喷嚏，咽痒咳嗽；风客肌腠，营卫郁滞，则皮肤瘙痒或瘾疹；风中经络，经气阻滞，则局部麻木、口眼㖞斜；风痹关节，则肢体关节游走性疼痛；风袭肺卫，通调失职则浮肿突发于颜面、眼睑，继而全身。

【辨证要点】 以恶风汗出，脉浮缓；或皮肤瘙痒，或局部麻木，或肢体关节游走性疼痛，或颜面浮肿为辨证要点。

二、寒　淫　证

寒淫证是指外感寒邪所表现的证候。

【临床表现】 恶寒重发热轻，无汗，头身疼痛，鼻塞或流清涕，脉浮紧。或咳嗽哮喘、咯稀白痰；或脘腹疼痛、肠鸣腹泻、呕吐；或肢体拘急冷痛，蜷卧，面白或青，苔白，脉沉紧或脉伏。

【证候分析】 寒淫证有“伤寒证”（寒袭于表）和“中寒证”（寒中于里）之分。寒袭肤表，阻遏卫阳，故恶寒发热，无汗；寒束肺窍，故鼻塞流清涕；寒凝经脉，则头身疼痛，脉浮紧；寒邪直中，客于肺系，则见咳嗽、哮喘、咯稀白痰；滞于胃肠，则见脘腹疼痛、肠鸣腹泻、呕吐；寒伤阳气，凝滞血脉，则见肢体拘急，冷痛，蜷卧，面白或青，舌苔白、脉沉紧，甚至脉伏。

【辨证要点】 以恶寒无汗，面白或青，局部冷痛，脉紧为辨证要点。

三、暑　淫　证

暑淫证是指外感暑邪所表现的证候，简称暑证。

【临床表现】 伤暑则发热恶热，口渴，汗出，气短神疲，小便黄，脉虚数；中暑则胸闷气短，呕恶腹痛，甚则神志不清，猝然昏倒。

【证候分析】 感受暑湿之邪为伤暑，暑性炎热，迫津外泄，出现恶热、口渴、汗出、小便黄；气随津泄，则气短神疲，脉虚数；暑热炽盛，可见舌红苔黄少津。中暑则为暑湿内闭，暑闭气机，则见胸闷气短，呕恶腹痛；暑闭心神则神志不清，猝然昏倒。

【辨证要点】 以夏季发病，发热口渴，气短神疲，甚或猝然昏仆为辨证要点。

四、湿 淫 证

湿淫证是指外感湿邪所表现的证候，亦称外湿证。

【临床表现】 头重如裹，胸闷脘痞，口腻纳呆，或恶心呕吐，食少腹胀，肢沉身困，关节肿痛重着酸楚，便溏尿浊，或妇女带下量多，或阴部湿疹瘙痒，或下肢浮肿，舌淡胖而边有齿痕，苔白厚腻，脉濡缓。

【证候分析】 外湿侵袭阻滞经气，则头重如裹，肢沉身困；湿浊内困，阻遏气机，故胸闷脘痞，口腻纳呆，或恶心呕吐，食少腹胀；湿留关节、肌肤，则关节肿痛重着酸楚，浮肿；湿浊趋下，则便溏尿浊，带下增多，阴痒湿疹；感受湿邪，则见苔白厚腻，脉濡缓。

【辨证要点】 以困重，酸楚，痞闷腻浊，便溏为辨证要点。

五、燥 淫 证

燥淫证是指外感燥邪所表现的证候，亦称外燥证。

【临床表现】 口唇、鼻腔、咽喉干燥，皮肤干燥，甚至皲裂、脱屑，干咳少痰，痰黏难咯，或痰中带血；口渴，便结，尿少；或恶风发热，咽喉不利；苔干，脉浮。

【证候分析】 燥伤津液，肺系失润，则唇、鼻、咽燥，干咳少痰，皮肤燥裂，苔干口渴，便结尿少，痰黏难咯；燥遏卫表，则恶风发热，咽喉不利，脉浮；燥伤肺络，见痰中带血。

燥淫证有凉燥与温燥之分，初秋温燥，见鼻干而热，咽痛，有汗，苔薄黄干，脉浮略数；深秋凉燥，见鼻干而塞，咽痒，无汗，苔白而干，脉浮略紧。

【辨证要点】 以干燥口渴，尿少便干为辨证要点。

六、火 淫 证

火淫证是指外感温热火邪所表现的证候。

【临床表现】 发热恶热，面红目赤，渴喜冷饮，尿短便秘，舌红或绛，苔黄干燥或灰黑起芒刺，脉洪数有力。或见心烦失眠，神昏谵语，躁扰发狂、惊厥抽搐，吐血、衄血、发斑疹，痈肿疮疡。

【证候分析】 火、热、温邪同属一类性质，仅有轻重之别。温为热之渐，火为热之极，故常有火热、温热并称。火、热、温邪入气分，气血沸涌则发热，面红目赤，脉洪数；热迫津伤则口渴，尿短便秘，火热入营血，逼血妄行，则吐血、衄血，发斑疹；热扰心神则烦躁不眠，神昏谵语，甚至躁扰发狂；热极动风则惊厥抽搐，火热郁结不解，腐肉成脓，则生痈肿疮疡。

【辨证要点】 以发热，口渴，烦躁，出血，疮疡为辨证要点。

第二节 七情辨证

七情辨证是对患者的症状、体征、病史等病情资料，根据七情（喜、怒、忧、思、悲、恐、惊）致病特点进行综合分析，进而判断疾病证候是否存在情志病因的辨证方法。

一、喜 伤 证

喜伤证，指由于过喜导致心神失常的证候。

【临床表现】 精神恍惚，思维不集中，甚则神志错乱，语无伦次，哭笑无常，举止异常，脉缓。

【证候分析】 喜为心之志，过喜，可使心气涣散，神不守舍，而见精神恍惚，思维不集中，重者神明失主，致神志错乱，语无伦次，举止异常。

【辨证要点】 以精神恍惚，哭笑无常为辨证要点。

二、怒 伤 证

怒伤证，指由于过怒导致肝失疏泄、气血逆乱的证候。

【临床表现】　头胀头痛，面红目赤，呕逆，吐血，腹胀，泄泻，自觉气冲胸满。

【证候分析】　大怒、暴怒可导致肝气上逆，气血上冲，见头胀头痛，面红目赤；肝气横逆犯胃，胃气上逆，故自觉气冲胸满，呕逆吐血；横逆犯脾，脾失健运则见腹胀、泄泻。

【辨证要点】　以头痛，面红，胁胀，甚或呕逆，吐血为辨证要点。

三、忧　伤　证

忧伤证，指由于过忧导致情绪抑郁的证候。

【临床表现】　情志抑郁，闷闷不乐，神疲乏力，食欲不振，脉涩。

【证候分析】　忧愁日久不解，耗伤脏腑之气，故见神疲乏力，食欲不振。

【辨证要点】　以情志抑郁，闷闷不乐为辨证要点。

四、思　伤　证

思伤证，指由于过思导致心脾失常、神思恍惚的证候。

【临床表现】　健忘心悸，倦怠，失眠，食少，消瘦，腹胀便溏，舌淡，脉缓。

【证候分析】　思发于脾而成于心，思虑太过，可使脾气耗伤，心血亏虚。脾气虚则运化失健，则见食少，腹胀便溏。心血不足以养心，致心悸，失眠多梦。形体不得气血濡养，则清瘦，倦怠，头晕目眩，健忘，舌淡脉缓。

【辨证要点】　以健忘心悸，失眠，食少腹胀为辨证要点。

五、悲　伤　证

悲伤证，指由于过悲导致神气涣散、意志消沉的证候。

【临床表现】　面色惨淡，时时吁叹饮泣，精神萎靡不振，脉弱。

【证候分析】　过度悲哀，则使气消，故见面色惨淡，时时吁叹饮泣，精神萎靡不振。

【辨证要点】　以吁叹饮泣，精神萎靡为辨证要点。

六、恐　伤　证

恐伤证，指由于过恐导致肾虚气陷、恐惧不安的证候。

【临床表现】　怵惕不安，遗精滑精，二便失禁。

【证候分析】　恐则气下，极度恐骇，可使肾之精气下泄，肾气不固，则见怵惕不安，遗精，滑精，二便失禁。

【辨证要点】　以怵惕不安为辨证要点。

七、惊　伤　证

惊伤证，指由于过惊导致气机逆乱、惊悸胆怯的证候。

【临床表现】　情绪不安，表情惶恐，心悸失眠，甚至神志错乱，言行失常。

【证候分析】　惊则气机逆乱，心神不能安藏，则情绪不安，表情惶恐，心悸失眠，重者神志错乱，语言举止失常。

【辨证要点】　以情绪不安，表情惶恐为辨证要点。

第三节　饮食劳伤辨证

饮食、劳逸和房室所伤，在询问发病等情况后，可以获知其病情，还可据其特定的临床症状进行辨证。

一、饮食所伤

饮食所伤指因饮食不节或不洁，或脾胃虚弱，导致脾胃功能紊乱，饮食积滞的证候。

【临床表现】 饮食伤在胃则胃痛，恶闻食臭，饮食不佳，胸膈痞满，吞酸嗳腐，舌苔厚腻，脉滑有力；饮食伤在肠则腹痛，泄泻；一般饮食伤，脉见滑疾或沉实，舌苔厚腻或黄；若不慎误食毒物，则呕吐恶心，或吐泻交作，腹痛如绞。

【证候分析】 胃主降纳，饮食伤在胃，胃气失降，纳食无权，则胃痛，胸膈痞满；小肠失于受承，大肠失于传导，肠道功能紊乱，食积停滞，则腹痛，腹泻；食滞中焦，脉气壅滞，故脉见滑疾或沉实，由于积食于胃中，失降的浊气相蒸，故舌苔厚腻；误食毒物，损伤胃肠，气机紊乱，则吐泻交作。

【辨证要点】 以脘腹胀满，嗳腐吞酸；或腹痛腹泻，呕吐为辨证要点。

二、劳逸所伤

劳逸所伤，指劳逸失度导致伤人致病的证候。

【临床表现】 过劳，则倦怠无力，嗜卧，懒言，饮食减退，脉缓大或浮或细等；过逸，则体胖行动不便，动则气喘，心悸短气，肢软无力。

【证候分析】 过劳，则损伤元气，导致精神困顿，而见倦怠，嗜卧等；过逸，则郁滞气机，血脉失于宣畅，则见心悸，气喘等。此外，辨劳倦还须了解劳倦所伤，如久视伤血，久卧伤气，久坐伤肉，久立伤骨，久行伤筋，以及劳倦之后，汗出过多，伤津耗气；再如肺劳伤气，心劳伤神，脾劳伤食，肝劳伤血，肾劳损精等，均须详细辨别。

【辨证要点】 以倦怠乏力，或体胖气喘，心悸为辨证要点。

三、房室所伤

房室所伤，指房事过度，纵欲少节，导致耗伤精气的证候。

【临床表现】 腰膝酸软，头晕耳鸣，遗精早泄，月经不调，甚者精神萎靡，不孕，阳痿。

【证候分析】 房事过度，肾精耗伤，导致腰膝酸软，头晕耳鸣，遗精早泄，月经不调等症状。肾精久耗，则见精神萎靡，不孕，阳痿。

【辨证要点】 以腰膝酸软，遗精早泄，月经不调为辨证要点。

第四节　外伤辨证

外伤辨证，是对患者的症状、体征、病史等病情资料，根据外伤的致病特点进行综合分析，进而判断疾病证候是否存在外伤病因的辨证方法。

【临床表现】 软组织挫伤，局部疼痛、肿胀、青紫、活动受限、压痛；体表创伤，伤口浅深不等、流血、疼痛；或局部红肿热痛、化脓、溃烂而难愈合；脱臼和骨折，伴局部肿痛、拒按，功能障碍或关节固定；脏腑及其血管损伤，轻者局部疼痛、压痛，少量出血；重者可致大出血、呼吸困难、神昏、气脱直至死亡。至于烧烫伤、冻伤、雷电击伤、溺水等表现各具特点；不一一列举。

【证候分析】 外伤所致的临床表现各异，临证据具体情况分析，此略。

【辨证要点】 受伤处多有疼痛、压痛，活动受限；或见肿胀、青紫，或见伤口、流血；而脱臼、骨折、内出血、脏腑内伤等可借助影像学检查确诊。

（张　瑞）

第七章　气血津液辨证

气血津液辨证，是根据气血津液的生理功能和病理特点，将四诊资料进行综合分析，以判断疾病中有无气、血、津液的亏损或运行障碍的一种辨证方法。气血津液是脏腑功能活动的基础，脏腑的功能活动又影响到了气血津液的生成和运行，所以气血津液与脏腑是不可分离的。气、血、津液病证一般分为两个方面：一是气、血、津液量的亏虚，如气虚、血虚、津液亏虚；二是气、血、津液的运行或代谢发生障碍，表现为气滞、气逆、血瘀、水液内停等。气血津液辨证主要包括气病辨证、血病辨证、气血兼病辨证、津液病辨证。

第一节　气病辨证

《素问·举痛论》说："百病生于气也。"气的病变常先于血和津液的病变出现。气病以气的基本功能减退或气机失调为基本病机。气病的证候，常见的有七类，以虚实为纲可分为气病虚证（气虚证、气陷证、气不固证、气脱证）和气病实证（气滞证、气逆证、气闭证）；其中，气虚证、气滞证分别是气病虚证和实证的基础证候。

一、气　虚　证

气虚证是指气的基本功能减退，或脏腑的功能活动减退所表现的虚弱证候。

【临床表现】　神疲乏力，少气懒言，声低息弱，或面白少华，头晕目眩，自汗，易感冒，劳累后诸症加剧，舌质淡嫩，脉虚无力。

【证候分析】　元气亏虚，脏腑功能活动减退，形神失养，故神疲乏力；宗气不足，推动无力，故少气懒言，声低息弱；脾气亏虚，清阳不升，头目失养，故面白少华，头晕目眩；卫气虚卫外不固，腠理疏松，故自汗，易感冒，劳则气耗，故活动或劳累后诸症加重；气虚推动血行乏力，故舌质淡嫩，脉虚。

【辨证要点】　以神疲乏力、少气懒言、声低息弱、动则加剧为辨证要点。

二、气　陷　证

气陷证是指气虚升举无力，清阳下陷所表现的虚弱证候。

【临床表现】　头晕眼花，神疲乏力，少气懒言；脘腹坠胀，或久泻久痢；或胃、肾下垂，脱肛，阴挺；舌质淡嫩，脉虚或弱。

【证候分析】　气虚功能减退，形神失养，故神疲乏力，少气懒言；气虚推动无力，清阳不升，头面诸窍失养，故头晕眼花；气虚无力，失其升举之能，故脘腹坠胀，甚则胃、肾、直肠、子宫等脏器下垂；中气亏虚，脾不升清，则大便溏泄，或便意频频，或久泻久痢；舌质淡嫩，脉虚或弱，是气虚的表现。

【辨证要点】　以脏器下垂及气虚见症为辨证要点。

三、气不固证

气不固证是指因气虚，对精、血、津液等的固摄功能减退所表现的虚弱证候。

【临床表现】　神疲乏力，少气懒言，声低息弱，动则加剧，面白少华，舌淡，脉虚；自汗不止，或涎、唾、涕清稀量多，或尿频清长，或尿后余沥不尽，或遗尿，或二便失禁；或各种慢性出血；

或男子滑精早泄，女子经、带量多，滑胎等。

【证候分析】 气虚固摄功能减退，气不固津，可表现为自汗不止，或涎、唾、涕清稀量多，或带下如水；气虚不能固摄二便，则尿频清长，或尿后余沥不尽，或遗尿，或二便失禁；气虚不能统摄血液，血溢脉外，而见月经量多及多种慢性出血症；气虚不能固精，则见滑精早泄；气虚胎元不固，则见滑胎。

【辨证要点】 以自汗，或出血，或二便失禁，或津液、精液、胎元等不固与气虚见症为辨证要点。

四、气 脱 证

气脱证是指元气亏虚已极而欲外脱所表现的危重证候。

【临床表现】 神情淡漠或昏愦，呼吸微弱，大汗不止，面色苍白，口开目合，手撒身软，二便失禁，脉微欲绝。

【证候分析】 元气衰竭而欲外脱，则五脏之气皆欲衰竭。心气衰竭而外脱，则神情淡漠或昏愦，面色苍白，大汗不止，舌淡，脉微欲绝；肺气衰竭而外脱，则呼吸微弱；脾、肝、肾脏气衰竭而外脱，则口开目合，手撒身软，二便失禁等。

【辨证要点】 以神情淡漠或昏愦，面色苍白，脉微欲绝为辨证要点。

五、气 滞 证

气滞证是指人体局部或某一脏腑经络的气机阻滞，运行不畅所表现的证候。

【临床表现】 全身多处或者某一局部胀满、胀痛、窜痛，或脘腹痞闷，症状时轻时重，常随情绪变化而加重或减轻，或因太息、嗳气、矢气而减轻，脉弦。

【证候分析】 气机运行不畅则为胀、满、痞、闷；气机阻滞，不通则痛，故胀痛、窜痛；情志不舒，常可导致或加重气机郁滞，故症状之轻重随情绪波动而改变；太息、嗳气、矢气可使气机暂时得以通畅，故胀、痛等症可缓解；弦脉乃肝气不舒之象；因病在气，舌质可无明显变化。

【辨证要点】 以痞闷胀满或胀痛、窜痛，并随情绪波动，脉弦为辨证要点。

六、气 逆 证

气逆证是指气机升降失常，应降反升或升发太过所表现的证候。

【临床表现】 咳嗽，喘促，为肺气上逆；恶心，呕吐，嗳气，呃逆，为胃气上逆；头目胀痛，眩晕，急躁易怒，面红目赤，甚至吐血，晕厥，为肝气上逆。

【证候分析】 临床以肺气、胃气、肝气上逆为多见。肺失宣降，肺气上逆，则可见咳嗽、喘促。胃失和降，胃气上逆，则恶心，呕吐，嗳气，呃逆。肝气升发太过，气血上冲，轻则头目胀痛，眩晕，急躁易怒，面红目赤，甚则吐血，晕厥。

【辨证要点】 以咳喘、呕吐、呃逆、头痛、眩晕与气滞见症为辨证要点。

七、气 闭 证

气闭证是指脏腑气机逆乱导致官窍闭塞不通所引起的危急证候。

【临床表现】 突然昏仆，头、胸、腰、腹等处剧烈疼痛或绞痛，呼吸急促，或喘憋，甚则窒息，二便闭塞，脉沉实。

【证候分析】 情志过激或瘀血、痰浊、结石、寄生虫等有形实邪，可阻塞脏腑及其官窍，导致气机闭塞不通。强烈情志刺激，神机闭塞，故突然昏仆；有形实邪阻滞，闭阻气机，不通则痛，故脏器绞痛；气机闭塞，则二便闭塞；肺气闭塞，息道不通，故呼吸急促，或喘憋，甚则窒息；实邪内阻，故脉沉实。

【辨证要点】 以突然昏仆，脏器绞痛，二便闭塞不通为辨证要点。

第二节 血病辨证

血的主要病理变化为血液不足，或血行失常两个方面。常见有血虚证、血脱证、血瘀证、血热证和血寒证几类，以虚实为纲分为血病虚证、血病实证；其中，血虚证、血瘀证分别是血病虚证和实证的基础证候。

一、血 虚 证

血虚证是指血液亏虚，导致脏腑百脉失其濡养所表现的虚弱证候。

【临床表现】 面色淡白无华或萎黄，口唇、眼睑、爪甲、舌色淡白，头晕眼花，心悸怔忡，失眠健忘，手足麻木，妇女月经后期、量少色淡，甚或闭经，脉细无力。

【证候分析】 血虚不能濡养头目，上荣舌面，故头晕眼花，面色淡白无华或萎黄，口唇、眼睑、舌色淡；血虚不能濡养爪甲、肌肤、经脉，故爪甲苍白，手足麻木；血不养心，则心悸健忘、失眠；血虚，冲任失充，故月经后期、量少色淡，甚或闭经；血液不能充盈脉道，则脉细无力。

【辨证要点】 以面唇、舌色淡白，爪甲苍白，头晕、心悸、健忘，月经异常，脉虚细为辨证要点。

二、血 脱 证

血脱证指因突然大量出血或长期反复出血，血液亡脱的危重证候。

【临床表现】 面色苍白，头晕，眼花，心悸，气短，四肢厥冷，舌色枯白，脉微或芤。

【证候分析】 血液大量耗失，血脉空虚，不得荣润，则见面色苍白，舌色枯白，脉微或芤；血液亡失，心脏、清窍失养，则见心悸，头晕，眼花等症。

【辨证要点】 有血液严重损失的病史，以面色苍白、脉微或芤为辨证要点。

三、血 瘀 证

血瘀证是指脉管内血液运行迟滞，或血溢脉外而停蓄体内所引起的证候。

【临床表现】 有疼痛、肿块、出血、瘀血色脉征等方面的表现。疼痛特点为刺痛、痛处拒按、固定不移、夜间痛甚；肿块特点为在体表者包块色青紫，在腹内者或可触及质硬而推之不移的肿块；出血的特点是反复不止，色紫暗或夹血块，女子见经闭或崩漏；瘀血色脉征主要有面色黧黑，或唇甲青紫，或腹部青筋显露，或皮下紫斑，或皮肤出现丝状血缕，或肌肤甲错，舌紫暗或有瘀点瘀斑，或舌下络脉粗长青紫，脉细涩。

【证候分析】 瘀血阻滞气机，不通则痛，故为刺痛，痛处拒按、固定不移，夜间痛甚。血液凝聚不散而成肿块。瘀血组织脉络，可再次引发出血，其特点是色紫暗，夹有血块，反复不止。瘀阻于肌表络脉，则皮下紫斑或皮肤出现丝状血缕；瘀阻肝脉，则腹部青筋显露；瘀血内阻，冲任不通，则女子经闭或崩漏。瘀血阻滞，肌肤失于濡养，则面色黧黑，肌肤甲错。唇甲紫暗，舌质紫暗或有瘀点瘀斑，舌下络脉粗长青紫，脉细涩，皆为瘀血之象。

【辨证要点】 以痛如针刺，拒按，出血，肿块与瘀血色脉征为辨证要点。

四、血 热 证

血热证是指脏腑火热炽盛，侵入血分，迫血妄行所表现的证候。

【临床表现】 咳血、吐血、尿血、便血、鼻衄、齿衄、肌衄；或女子月经先期、量多，血色鲜红，质地黏稠，舌红绛，脉滑数。

【证候分析】 热邪灼伤血络，血不循经，而致出血，由于火热所伤脏腑不同，其出血的部位各异。肺络伤则咳血；胃络伤则吐血；肾及膀胱络脉伤则尿血；肠络伤则便血；衄血又有鼻衄、齿衄、舌衄、肌衄之分，皆与所属脏腑火热炽盛，络破血溢有关；胞络受损，则见女子月经量多或月经先期；邪热煎熬，使血液浓缩壅聚，故血色鲜红，质地黏稠；舌红绛，脉弦数，为血热炽盛，血流涌盛之象。

【辨证要点】　以急性出血与热象见症为辨证要点。

五、血　寒　证

血寒证是指寒邪客于脉络，凝滞气机，血行不畅所表现的证候。

【临床表现】　手足发冷或痛、肤色紫暗，喜暖恶寒，得温痛减；或少腹拘急冷痛，或月经后期、经色紫暗夹有血块，或痛经；舌淡紫，苔白，脉沉迟或涩。

【证候分析】　寒为阴邪，其性凝滞收引，导致血脉中血行不畅，故手足冷痛；血得温则行，得寒则凝，故得温痛减；寒凝胞宫，冲任失调，经血受阻，则少腹拘急冷痛，或痛经，或月经后期；寒邪伤阳，阳气被遏，不能外达肌肤与四肢，故形寒肢冷；肤色紫暗，经色紫暗夹有血块，舌淡紫苔白，脉沉迟或涩等，皆为阴寒内盛，气血凝滞之象。

【辨证要点】　以手足发冷，肤色紫暗，或腹痛、痛经与实寒见症为辨证要点。

第三节　气血兼病辨证

气属阳，血属阴，气为血之帅，血为气之母。气与血在生理上相互协调，病理上常可相互影响，或同时发病，或为先后因果，形成多种兼病证候。临床常见的有气滞血瘀证、气虚血瘀证、气不摄血证、气随血脱证、气血两虚证。

一、气滞血瘀证

气滞血瘀证是指由于气机郁滞而致血行瘀阻，或由于血瘀而致气机郁滞所表现的证候。

【临床表现】　胸胁、脘腹局部胀满疼痛，或窜痛，或刺痛，疼痛固定、拒按；或肿块坚硬，局部青紫肿胀；情志抑郁，或急躁易怒，或面色晦暗；或女子乳房胀痛，或痛经，经色紫暗夹血块，或闭经；舌质紫暗或有瘀点瘀斑，脉弦或涩。

【证候分析】　气血不畅，则胸胁、脘腹等局部胀闷疼痛或窜痛；瘀血内停，则刺痛，疼痛固定、拒按；瘀血积滞成块，则肿块坚硬，局部青紫肿胀；肝失疏泄条达，则情志抑郁，或急躁易怒；气血不畅，脉络阻滞，瘀血之征外现，则面色紫暗，皮肤青筋暴露；肝郁气滞，则女子乳房胀痛；瘀血阻滞胞宫，则痛经，经色紫暗或夹血块，甚或闭经；舌质紫暗或有瘀点瘀斑，脉弦或涩，均为气滞血瘀之象。

【辨证要点】　以气滞证与血瘀证的表现共见为辨证要点。

二、气虚血瘀证

气虚血瘀证是指气虚运血无力，而致血行瘀滞所表现的证候。

【临床表现】　面色淡白或晦滞或青灰，神疲乏力，少气懒言，身痛如刺，常见于胸胁部，痛处不移而拒按，或见青紫，或可触及肿块而质硬，舌淡紫或淡暗，或有瘀点瘀斑，脉细涩无力。

【证候分析】　元气不足，脏腑功能减退，故神疲乏力，少气懒言，脉细无力；气虚无力行血，血不养荣，则面色淡白，舌淡；血行迟缓，脉络瘀滞，故亦可见面色晦暗或青灰，舌淡紫或淡暗，或有瘀点瘀斑，或局部青紫；瘀血阻滞经络，不通则痛，则胸胁或其他部位刺痛，痛处不移而拒按，脉涩；血瘀日久，可逐渐形成肿块而质硬。

【辨证要点】　以气虚证与血瘀证的表现共见为辨证要点。

三、气不摄血证

气不摄血证是指气虚不能统摄血液，而表现以出血为主症的证候。

【临床表现】　吐血、便血、尿血、齿衄、肌衄、崩漏等出血症，面色淡白无华，神疲乏力，少气懒言，头晕心悸，动则加剧，舌淡，脉弱。

【证候分析】 气虚统摄无权，血不循经运行而溢于脉外，则见咳血、吐血、便血、尿血、齿衄、肌衄、崩漏等多种出血症状。神疲乏力，少气懒言，面色淡白无华，头晕心悸，舌淡脉弱是气血两亏之象。

【辨证要点】 以出血与气虚证表现共见为辨证要点。

四、气随血脱证

气随血脱证是指由于大量失血而引起气随之暴脱的危重证候。

【临床表现】 大量出血（如咯血、吐血、便血、崩漏、产后大出血、创伤出血等）的同时，出现面色苍白，气少息微，神情淡漠，甚至晕厥，四肢厥冷，汗出，舌淡，脉微欲绝，或浮大而散。

【证候分析】 大量失血，故面色苍白；气脱致宗气不足，则气少息微；神随气散，神无所主，则神情淡漠，甚至晕厥；气脱亡阳，失于温煦，则四肢厥冷；津随气泄，则冷汗淋漓；血失气脱，正气大伤，舌体失养，脉道失充，故见舌淡，脉微欲绝。若阳气浮越外亡，脉可见浮大而散。

【辨证要点】 以大量出血，随即出现气少息微，大汗淋漓，脉微等为辨证要点。

五、气血两虚证

气血两虚证是指气虚证和血虚证同时存在的证候。

【临床表现】 面色淡白无华或萎黄，神疲乏力，少气懒言，或自汗，头晕眼花，动则加剧，唇甲色淡，心悸多梦，肢体麻木，或有月经量少色淡，甚或闭经，舌质淡白，脉细无力。

【证候分析】 神疲乏力自汗，少气懒言，动则加剧，是气虚之象；唇甲色淡，舌淡白，心悸多梦，是血虚之象；气血亏虚，不能上荣于头面、外养肌肉四肢，则面色淡白或萎黄，头晕眼花，肢体麻木；血海空虚，冲任失养，故月经量少色淡，甚或闭经。

【辨证要点】 以气虚证与血虚证的表现共见为辨证要点。

第四节　津液病辨证

津液是人体正常水液的总称，具有滋润、濡养和平衡阴阳的作用，其生成、输布与排泄主要与肺、脾、肾三脏密切相关。津液病临床常见证候有津液不足证和水液内停证。

一、津液不足证

津液不足证是指津液不足，脏腑、组织、官窍失其滋养所表现的虚弱证候。

【临床表现】 口、鼻、唇、舌、咽喉、皮肤干燥，或皮肤枯瘪而缺乏弹性，眼球深陷，口渴欲饮，小便短少而黄，大便干结难解，舌红少津，脉细数无力等。

【证候分析】 本证多属水液摄入不足或津液丢失过多。摄入不足，多见于饮水过少，或脏气虚衰，津液生化不足；而丢失过多，多见于高热、大汗、大吐、大泻、烧伤等，使津液耗损过多，以及外界气候干燥，或机体阳气偏亢，暗耗津液。津液不足，失于滋润，则皮肤干燥或皲裂，口、鼻、唇、舌、咽干燥，口渴喜饮，小便短少，大便干；舌红少津，脉细，均为阴津不足之象；津伤气虚，则神疲乏力。若津液严重不足，不能充养、濡润脏腑组织，则目眶深陷，皮肤枯瘪，唇舌干裂；津液匮，尿无化源，则少尿，甚或无尿；阴津亏少，虚热内生，故烦躁不安，舌红瘦，少苔或无苔，脉细数或疾。

【辨证要点】 以口渴、肌肤唇舌咽干燥，尿少为辨证要点。

二、水液内停证

水液内停证是指体内津液的输布、排泄障碍，水液停聚于体内所表现的证候。

（一）痰证

痰证是指痰邪停聚于脏腑、经络、组织间所表现的证候。

【临床表现】 咳喘咯痰，痰质黏稠，喉中痰鸣，胸闷，脘痞，纳呆，呕吐痰涎；瘿瘤，瘰疬，痰核，乳癖，梅核气；眩晕，肢体麻木，半身不遂，舌强言謇；神识不清或昏仆，癫，狂，痫，痴呆；形体肥胖，经迟经闭；苔腻，脉滑。

【证候分析】 痰阻于肺，宣降失常，肺气上逆，则咳喘咯痰，痰质黏稠，喉中痰鸣；肺气不利，则胸闷不舒；痰浊中阻，胃失和降，则脘痞，纳呆，呕吐痰涎；痰质黏稠，痰浊凝结于局部，则可见瘿瘤、瘰疬、痰核、乳癖、梅核气等；蒙蔽清窍，则见眩晕；痰浊内结，则神识不清或昏仆，或为癫、狂、痫、痴呆等；痰湿泛于肌肤腠理，故形体肥胖；痰停胞宫，冲任受阻，则经迟经闭；痰停经络，气血不畅，则肢体麻木，半身不遂，舌强言謇；苔腻，脉滑，为痰浊内阻之象。根据痰的色、量、质地不同，临床需要鉴别寒痰、热痰、湿痰、燥痰。

【辨证要点】 以咳吐痰多，胸闷呕恶，局部包块，形体肥胖，苔腻脉滑等为辨证要点。

（二）饮证

饮证是指由饮邪停聚于体内所引起的证候。

【临床表现】 根据饮邪停留的部位不同，饮证可出现不同的临床表现。脘痞腹胀，呕吐清水，肠鸣辘辘；或胸胁饱满胀痛，咳唾、转侧则疼痛加剧；或胸闷心悸，咳嗽气喘，痰清稀色白量多，甚或倚息不能平卧；水肿，身体、肢节疼重；舌淡胖，苔白滑，脉弦或沉。

【证候分析】 《金匮要略》将饮证分为四种：饮停胃肠谓之痰饮，饮停胁下谓之悬饮，饮停胸膈谓之支饮，饮溢四肢、肌肤谓之溢饮。饮邪停留于胃肠、阻滞气机，胃失和降，则脘痞腹胀，呕吐清水，肠鸣辘辘。饮邪流注胁下（胸胁），阻碍气机，肝气不利，肺失宣降，则胸胁胀痛，咳嗽；有形之邪停聚，故胸胁饱满，咳唾、转侧则气滞加重，故疼痛加剧。饮邪停于胸膈（心肺），胸中气机不畅，则胸闷；饮邪犯肺，肺失宣降，则咳嗽气喘；饮邪凌心，阻遏心阳，则心悸，甚或倚息不得卧；饮为阴邪，兼有寒象，则痰清稀色白量多。饮邪流行，溢于四肢、肌肤，则水肿，身体、肢节疼重；舌淡胖，苔白滑，脉沉弦，为阳虚饮停之象。

【辨证要点】 以脘痞腹胀，呕吐清水，或胸胁饱满、咳唾引痛，或咳喘痰多、胸闷心悸等为辨证要点。

（三）水停证

水停证是指体内水液停聚，以面目、肢体浮肿，小便不利为主要表现的证候。

【临床表现】 浮肿，小便短少。若浮肿先见于眼睑、颜面，迅速遍及全身肌肤，小便短少，伴恶风发热，头身疼痛，咽痛，咳嗽，舌红或暗，苔薄白，脉浮紧或数，为阳水；若浮肿先见于足胫、下肢，逐渐发展至全身，腰以下为甚，按之凹陷不起，甚则腹部胀大，按之如囊有波动感，叩之音浊，小便短少，神疲乏力，畏寒肢冷，面色白，舌淡胖，苔白滑，脉沉迟无力，为阴水。

【证候分析】 阳水多为外感风邪，或水湿浸淫等引起。肺主通调水道，风邪侵袭，肺卫受病，宣降失司，通调失职，水津不布，停聚于内，泛溢肌肤，故见水肿，小便短少；风性轻扬、升散，善行而数变，风水相搏，故浮肿先见于头面，并迅速遍及全身；因感受风邪，故先见恶风发热，头身疼痛，咽痛，脉浮等表证。

阴水多为劳倦内伤或病久正虚等，导致脾肾阳虚，气化失司，水液停聚，泛溢肌肤所致。脾肾阳虚，气化无权，故水肿先见于下肢，逐渐发展至全身，腰以下为甚，小便短少；水肿严重者可见腹部胀大，按之如囊有波动感，叩之音浊；神疲乏力，畏寒肢冷，面色白，舌淡胖，苔白滑，脉沉迟无力，皆为阳虚之象。

【辨证要点】 阳水以发病急，来势猛，水肿先从眼睑头面开始，上半身肿甚为辨证要点；阴水以发病缓，来势徐，水肿先起于足部，腰以下肿甚为辨证要点。

（四）内湿证

内湿证是由脾、肺、肾等脏腑功能失调而内生湿邪引起的病证。

【临床表现】　脘痞腹胀，恶心呕吐，食少纳呆，口淡不渴，或渴不多饮，便溏不爽，肢体困重，嗜卧思睡，白带量多，苔白腻，脉濡缓。病势缠绵而病程较长。

【证候分析】　湿滞中焦，脾胃升降失常，则脘痞腹胀，恶心呕吐；湿困于脾，脾运失常，则食少纳呆，便溏不爽；湿邪下注，则白带量多；湿阻气机，易伤阳气，故嗜卧思睡，肢体困重；湿性黏滞，故病势缠绵而病程较长。苔白腻，脉濡或缓，均为湿邪内停之象。

【辨证要点】　以脘痞腹胀，呕恶纳呆，便溏不爽及苔白腻、脉濡为辨证要点。

（曾　光）

第八章 脏腑辨证

脏腑辨证是根据脏腑的生理功能及病理特点，对四诊所收集的各种病情资料进行分析、归纳，辨别疾病所在的脏腑部位及病性的一种辨证方法。脏腑辨证可分为脏病辨证、腑病辨证及脏腑兼病辨证三方面。

第一节 心与小肠病辨证

心的病变主要体现在心主血脉的功能与心主神志的功能异常。常见症状有心悸怔忡、心痛、心烦、失眠、多梦、神昏、神志错乱、口舌生疮等。小肠与心相表里，病理上心火可下移小肠，以小肠分清泌浊功能失常为主要病理变化，常见症状有小便赤涩灼痛、尿血等。

一、心气虚证

心气虚证是指由于心气不足，推动无力所表现的证候。

【临床表现】 心悸，胸闷气短，活动后加重，神疲乏力，或自汗，面色淡白，舌淡，脉虚。

【证候分析】 多由久病体虚，先天禀赋不足或年高心气虚衰等所致。心气不足，鼓动无力，心动失常，故见心悸；心居胸中，心气不足，宗气运转无力，则胸闷气短；动则气耗，故活动或劳累后症状加剧；全身功能活动减弱，故神疲乏力；气虚卫外不固，故自汗；气虚运血无力，则面色淡白，舌淡，脉虚。

【辨证要点】 以心悸及气虚症状共见为辨证要点。

二、心阳虚证

心阳虚证是指心阳虚衰，温运无力，虚寒内生所表现的证候。

【临床表现】 心悸怔忡，心胸憋闷或痛，气短，自汗，形寒肢冷，面色㿠白，或面唇青紫，舌淡胖或紫暗，苔白滑，脉弱或结、代。

【证候分析】 常由心气虚的进一步发展等所致。心阳虚衰，鼓动无力，心动失常，故心悸怔忡；胸阳不振，故心胸憋闷、气短；心脉失于温养，痹阻不通，则心痛；肢体失于温煦，故形寒肢冷；卫外不固，则自汗；温运无力，血行不畅，故面色㿠白或面唇青紫，脉弱或结、代。舌淡胖，苔白滑为阳虚寒盛之象。

【辨证要点】 以心悸怔忡、心胸憋闷或痛及阳虚症状共见为辨证要点。

三、心阳虚脱证

心阳虚脱证是指心阳衰极，阳气暴脱所表现的证候。

【临床表现】 在心阳虚证临床表现的基础上，突然冷汗淋漓，四肢厥冷，呼吸微弱，面色苍白，或心悸、心痛剧烈、神志模糊或昏迷，唇舌青紫，脉微欲绝。

【证候分析】 常由心阳虚证进一步发展，或为寒邪暴伤心阳或痰瘀阻塞心窍等所致。阳气衰亡不能卫外，则冷汗淋漓；不能温煦肢体，故四肢厥冷；心阳虚衰，宗气外泄，故见呼吸微弱；阳气外脱，脉道失充，故面色苍白；阳衰血脉失于温通，则心痛剧烈，唇舌青紫；心阳虚衰，神散不收，则神志模糊，甚则昏迷。脉微欲绝为阳气将亡之征象。

【辨证要点】 以心悸心痛、神志模糊或昏迷与亡阳症状共见为辨证要点。

心气虚证、心阳虚证、心阳虚脱三证鉴别见表 8-1。

表 8-1　心气虚证、心阳虚证、心阳虚脱三证鉴别

证型	相同症状	不同症状
心气虚证	心悸怔忡，胸闷气短，活动后加重，自汗	面色淡白，舌淡，脉虚
心阳虚证		形寒肢冷，心痛，面色㿠白或晦暗，舌淡胖苔白滑，脉弱或结、代
心阳虚脱证		突然冷汗淋漓，四肢厥冷，呼吸微弱，面色苍白，或心痛剧烈，口唇青紫，神志模糊或昏迷，舌淡或淡紫，脉微欲绝

四、心血虚证

心血虚证是指心血不足，心脏失养所表现的证候。

【临床表现】　心悸，失眠多梦，健忘，面色唇舌淡白，头晕目眩，脉细。

【证候分析】　常由脾虚生血之源匮乏，或失血过多、久病耗伤阴血等引起。心血不足，心失濡养，心动失常，故见心悸；血不养心，神明失养，故出现失眠多梦、健忘；血虚则不能上行于头目，故头晕目眩；血虚不能上荣则面色、唇舌淡白；不能充盈脉道，则脉细。

【辨证要点】　以心悸、失眠多梦及血虚症状共见为辨证要点。

五、心阴虚证

心阴虚证是指心阴耗损，虚热内扰所表现的证候。

【临床表现】　心悸或怔忡，心烦，失眠多梦，形体消瘦，口燥咽干，五心烦热，午后潮热，颧红盗汗，舌红少津，脉细数。

【证候分析】　常由思虑劳神过度，暗耗心阴，或热病后期，耗伤阴液，或肝肾等脏阴累及心阴等引起。心阴亏虚，心失所养，心动不安，故心悸或怔忡；虚热扰心，心神不守，故心烦，失眠多梦；阴液耗损，机体失养，则形体消瘦、口燥咽干；阴不制阳，阴虚阳亢，虚热内炽，则五心烦热、午后潮热、盗汗颧红。舌红少津，脉细数为阴虚之象。

【辨证要点】　以心悸心烦、失眠多梦及阴虚症状共见为辨证要点。

心血虚证、心阴虚证鉴别见表 8-2。

表 8-2　心血虚证、心阴虚证鉴别

证型	相同症状	不同症状
心血虚证	心悸怔忡 失眠多梦	面白无华，唇、舌色淡，脉细
心阴虚证		五心烦热，潮热，盗汗，颧红，舌红少苔，脉细数

六、心脉痹阻证

心脉痹阻证是指瘀血、痰浊、阴寒、气滞等因素闭塞心脉，不通则痛所表现的证候。

【临床表现】　心悸怔忡，心胸憋闷疼痛，痛引肩背内臂，时作时止。或见痛如针刺，夜间尤重，舌色紫暗，见紫斑、紫点，脉涩或结代；或见心胸闷痛，体胖多痰，身重困倦，苔白腻，脉沉滑；或见心胸剧痛，得温痛减，畏寒肢冷，舌淡苔白润，脉沉迟或沉紧；或见心胸胀痛，因情志因素而加重，胁胀，喜太息，舌淡红或暗红，脉弦。

【证候分析】　常由正气不足，心阳不振，瘀血、痰浊、阴寒、气滞等因素阻痹心脉等所引起，为本虚标实之证。心阳不振，心失温养，故心悸怔忡；阳气不足，心脉阻滞不通，故心胸憋闷疼痛；手少阴之脉直行上肺出腋下循内臂，故痛引肩背内臂。若瘀阻心脉，以刺痛为特点，夜间尤重，伴舌色紫暗，见紫斑、紫点，脉涩或结代；若痰阻心脉，以闷痛为特点，伴体胖痰多，身重困倦，苔白腻，脉沉滑；若寒凝心脉，疼痛以痛势剧烈，突然发作，得温痛减为特点，伴畏寒肢冷，舌淡苔白润，脉沉迟或沉紧；若气滞心脉，以胀痛为特点，发作与情志因素有关，伴胁胀，善太息，舌淡红或暗红，脉弦。

【辨证要点】 以心悸怔忡、心胸憋闷疼痛与血瘀、痰阻、寒凝、气滞症状共见为辨证要点。

心脉痹阻各证型鉴别见表 8-3。

表 8-3　心脉痹阻各证型鉴别

证型	共同症状	不同症状
瘀阻心脉证	心悸怔忡，心胸憋闷疼痛，痛引肩背内臂，时作时止	痛如针刺，舌紫暗，见紫斑、紫点，脉细涩或结代
痰阻心脉证		闷痛，体胖痰多，身重困倦，苔白腻，脉沉滑
寒凝心脉证		突发剧痛，得温痛减，畏寒肢冷，舌淡苔白，脉沉迟或沉紧
气滞心脉证		胀痛，善太息，发作与情志因素有关，脉弦

七、心火亢盛证

心火亢盛证是指心火内炽，上炎下移，热扰心神所表现的证候。

【临床表现】 心烦失眠，面红口渴，便秘尿黄，舌尖红苔黄，脉数。甚则狂躁谵语，神志不清；或舌上生疮；或吐血、衄血；或小便赤、涩、灼、痛。

【证候分析】 常由外感火热之邪，或情志抑郁，气郁化火，或过食辛辣、温补、烟酒之品，久而化热生火，内炽于心引起。心火内炽，扰乱心神，故心烦，失眠，热盛伤津，见口渴，便秘尿黄；面赤，舌尖红苔黄、脉数均为里热之象。若见狂躁谵语，神志不清，为火热闭扰心神。若舌上生疮，赤烂疼痛，因心火亢盛，火热循经上炎所致；见吐血、衄血，为心火炽盛，迫血妄行；小便赤、涩、灼、痛为火热下移小肠的表现。

【辨证要点】 以神志症状、舌脉与实热症状共见为辨证要点。

八、痰蒙心神证

痰蒙心神证是指痰浊内盛，蒙蔽心神所表现的证候。

【临床表现】 意识模糊，喉中痰鸣，甚则昏不知人；或精神抑郁，表情淡漠，神志痴呆，喃喃自语，举止失常；或突然昏仆，不省人事，口吐涎沫；面色晦滞，脘闷呕恶，苔白腻，脉滑。

【证候分析】 常因湿浊酿痰；或情志不遂，气郁生痰，痰浊蒙蔽心神。痰浊蒙蔽心窍，神明失司，故意识模糊，甚则昏不知人；气郁痰阻，痰气搏结，阻蔽神明，则精神抑郁、表情淡漠、神志痴呆、喃喃自语、举止失常；肝风内盛，夹痰浊上蒙心窍，故突然昏仆、不省人事、口吐涎沫；痰浊内阻，痰随气升，见喉中痰鸣；痰浊内阻，清阳不升，浊气上泛，故面色晦滞；胃失和降，胃气上逆，则脘闷呕恶。苔白腻，脉滑均为痰浊内盛之象。

【辨证要点】 以神志异常与痰浊内盛症状共见为辨证要点。

九、痰火扰神证

痰火扰神证是指痰火内盛，扰乱心神所表现的证候。

【临床表现】 心烦失眠，重则神昏谵语，伴发热气粗、面红目赤、口渴喜冷饮、吐痰黄稠，或喉中痰鸣；或语言错乱，哭笑无常，狂躁妄动，打人毁物；舌红苔黄腻，脉滑数。

【证候分析】 常由精神刺激，气郁化火生痰，或外感火热之邪，灼津为痰，痰火内扰等引起。痰火扰心有内伤和外感之分。内伤病中，因痰火扰心，心神被扰，轻则失眠心烦，重则神志狂乱；或语言错乱，哭笑无常。火属阳，阳主动，故见狂躁妄动、打人毁物。外感热病，邪热炼液成痰，痰热扰神，故心烦失眠，痰火蒙蔽心窍，见神昏谵语；里热蒸腾，充斥肌肤，故发热；热伤津液，见口渴；火性炎上，则面红目赤；功能活动亢进，则呼吸气粗；邪热灼津为痰，故痰黄稠、喉间痰鸣。舌红苔黄腻，脉滑数均为痰火内盛之象。

【辨证要点】 以神志异常与痰热症状共见为辨证要点。

十、瘀阻脑络证

瘀阻脑络证是指瘀血犯头，阻滞脑络所表现的证候。

【临床表现】 头痛、头晕经久不愈，痛处固定不移，痛如针刺，或健忘失眠，心悸，或头部外伤后昏不知人，面晦不泽，舌质紫暗，或有紫点紫斑，脉细涩。

【证候分析】 本证多因头部外伤；或久病入络，致瘀血阻塞脑络。瘀血阻滞脑脉，不通则痛，故头痛如针刺，固定不移；气血不能上荣，清窍失养，则头晕时作；瘀血不去，新血不生，心神失养，故见健忘失眠，心悸等症；面晦不泽，舌质紫暗，紫点紫斑，脉细涩，为瘀血内阻之征。

【辨证要点】 以头痛、头晕及血瘀症状共见为辨证要点。

十一、小肠实热证

小肠实热证是指心火移于小肠，热迫膀胱，气化失司所表现的证候。

【临床表现】 心烦，舌上生疮，小便涩赤，尿道灼痛，尿血，口渴，舌红苔黄，脉数。

【证候分析】 常由心火亢盛，下移小肠等引起。心火下移小肠，故小便涩赤，尿道灼痛；热伤血络，则见尿血；心火内炽，热扰心神，则心烦；热灼津伤，则口渴；心火上炎，则舌上生疮。舌红苔黄，脉数均为里热之象。

【辨证要点】 以小便赤涩灼痛、心烦、舌疮与实热症状共见为辨证要点。

第二节 肺与大肠病辨证

肺的病变主要体现在肺的宣发、肃降功能失常，水液代谢输布失调、卫外功能失司等方面，常见症状有咳嗽、气喘、咳痰、胸痛、声音嘶哑、鼻塞流涕和水肿等。大肠病以传导功能失常为主要病理变化。常见症状有便秘、泄泻等。

一、肺气虚证

肺气虚证是指肺气不足，宣降无力，卫外功能失职所表现的证候。

【临床表现】 咳喘无力，咳痰清稀，少气短息，动则益甚，语声低微，神疲乏力，或自汗，畏风，易感冒，面色淡白，舌淡苔白，脉弱。

【证候分析】 常由久咳久喘，或脾肾气虚影响及肺等引起。肺气不足，宗气生成不足，呼吸功能减弱，故咳喘无力、少气短息、语声低微；动则耗气，则咳喘益甚；津液不布，聚而为痰，随肺气上逆，则痰液清稀；肺气虚，不能宣发卫气于肌表，卫表不固，腠理不密，则自汗、畏风、易感冒。神疲乏力，面色淡白，舌淡苔白，脉弱均为气虚之象。

【辨证要点】 以咳喘无力、咳痰清稀与气虚症状共见为辨证要点。

二、肺阴虚证

肺阴虚证是指肺阴不足，肺失清肃，虚热内生所表现的证候。

【临床表现】 干咳无痰，或痰少而黏，不易咳出，甚或痰中带血，声音嘶哑，口燥咽干，形体消瘦，五心烦热，潮热盗汗，颧红，舌红少苔或无苔，脉细数。

【证候分析】 常由久咳伤阴，痨虫蚀肺，热病后期阴津耗损引起。肺阴不足，肺热叶焦，清肃失司，故干咳无痰，或痰少而黏，不易咳出，甚则虚火灼伤肺络，痰中带血；咽喉失于阴津滋润，则声音嘶哑，口燥咽干；机体失于濡养，则形体消瘦。阴虚阳无所制，虚热内炽，见五心烦热、潮热；热扰营阴见盗汗。颧红，舌红少苔或无苔，脉细数为阴虚内热之象。

【辨证要点】 以干咳无痰或痰少而黏、不易咳出及阴虚症状共见为辨证要点。

三、风寒犯肺证

风寒犯肺证是指风寒之邪侵袭肺表，肺卫失宣所表现的证候。

【临床表现】 咳嗽，痰清稀色白，恶寒发热，鼻塞流清涕，或身痛，无汗，舌苔薄白，脉浮紧。

【证候分析】 常由外感风寒之邪，侵袭肺卫等引起。肺合皮毛，外感风寒，袭表犯肺，肺气被束，失于宣肃，故咳嗽、痰色白清稀；鼻为肺窍，肺气失宣，则鼻塞流清涕；风寒犯表，卫阳被遏，卫表失于温煦，故恶寒；卫阳被遏，郁而发热；寒邪凝滞经络，经气不利，故头身疼痛；寒性收引，腠理闭塞，故无汗。舌苔薄白，脉浮紧为风寒在表之象。

【辨证要点】 以咳嗽、痰色白清稀及风寒表证共见为辨证要点。

风寒犯肺证、风寒表证鉴别见表 8-4。

表 8-4 风寒犯肺证、风寒表证鉴别

证型	相同症状	不同症状
风寒犯肺证	均有恶寒发热、咳嗽、咯痰	咳嗽为主症，病位偏重于肺，兼见表证，表证轻
风寒表证		恶寒发热为主症，病位主要在表，兼咳嗽，咳嗽轻

四、寒痰阻肺证

寒痰阻肺证是指寒痰交阻，壅滞于肺，肺失宣降所表现的证候。

【临床表现】 咳嗽痰多色白，质黏或清稀，易咯，胸闷，甚则气喘痰鸣，形寒肢冷，舌淡苔白腻或白滑，脉滑或濡缓。

【证候分析】 多因素有痰饮，复感寒邪，内客于肺；或寒邪内侵于肺，或中阳不足，寒从内生，聚湿生痰，上干于肺。寒痰阻肺，肺失宣降，肺气上逆，故咳嗽、气喘、痰多色白易咯；痰气搏结，上涌气道，故痰鸣；肺气不利，则胸闷；寒为阴邪，阳气被遏，肌肤失于温煦，故形寒肢冷。舌淡苔白腻或白滑，脉滑或濡缓为痰浊内盛之征。

【辨证要点】 以咳嗽气喘及寒痰内盛症状共见为辨证要点。

五、饮停胸胁证

饮停胸胁证是指水饮停于胸胁，气机阻滞所表现的证候。

【临床表现】 胸胁部胀闷或痛，咳唾益甚，胸廓饱满，气短息促，或头晕目眩，呼吸、咳嗽或转侧时牵引作痛，舌苔白滑，脉沉弦。

【证候分析】 多因中阳素虚，气不化水，水停为饮；或因外邪侵袭，肺失通调，水液输布障碍，停聚为饮，流注肋间而成。饮停胸胁，气机不利，故胸胁饱胀疼痛；胸胁为肺之外围，络脉相通，故咳唾疼痛益甚；水饮停于胸腔，呼吸、咳嗽及身体转侧时引及饮邪壅迫于肺，故牵引作痛，气短息促；饮邪遏阻阳气，清阳不升，故头晕目眩；水饮内停，故可见苔白滑，脉沉弦。

【辨证要点】 以胸胁胀闷，咳唾引痛与饮停症状共见为辨证要点。

风寒犯肺证、寒痰阻肺证、饮停胸胁证三证鉴别见表 8-5。

表 8-5 风寒犯肺证、寒痰阻肺证、饮停胸胁证三证鉴别

证型	相同症状	不同症状
风寒犯肺证		咳嗽痰白为主，兼恶寒发热
寒痰阻肺证	均有咳嗽、咯痰	咳嗽气喘，痰白黏稠或清稀量多，脉滑或濡缓，伴见里寒证
饮停胸胁证		胸胁胀闷，咳唾引痛

六、风热犯肺证

风热犯肺证是指风热之邪侵袭肺卫，肺卫失宣所表现的证候。

【临床表现】 咳嗽，痰稠色黄，鼻塞涕浊色黄，咽喉肿痛，发热，微恶风寒，舌尖红苔薄黄，脉浮数。

【证候分析】 常由外感风热之邪侵袭肺卫引起。风热袭肺，肺失清肃，肺气上逆，故咳嗽；热邪灼液为痰，故痰稠色黄；肺气失宣，鼻窍不利，津液为热邪所熏，故鼻塞涕浊色黄；热邪上扰，咽喉不利，则咽喉肿痛；卫气抗邪，则发热；卫气被遏，温煦失职，则恶寒。舌尖红苔薄黄，脉浮数为风热袭表之征。

【辨证要点】 以咳嗽、痰稠色黄及风热表证共见为辨证要点。

七、肺热炽盛证

肺热炽盛证是指热邪壅肺，肺失清肃所表现的证候。

【临床表现】 咳嗽，气喘，胸痛，鼻煽气灼，咽喉红肿疼痛，发热，汗出，口渴，大便秘结，小便短赤，舌红苔黄，脉数。

【证候分析】 常由外感风热之邪入里，或风寒之邪入里化热，内阻于肺所致。热邪犯肺，肺失清肃，气逆于上，故咳嗽、气喘；热伤肺络，则胸痛；邪热迫肺，肺气不利，故鼻煽气灼；肺热上熏咽喉，故咽喉红肿疼痛；里热蒸腾，故发热；逼迫津液外泄，则汗出；津液耗伤，则口渴，大便秘结，小便短赤。舌红苔黄，脉数为里实热之象。

【辨证要点】 以咳嗽、胸痛及里实热证症状共见为辨证要点。

八、痰热壅肺证

痰热壅肺证是指痰热互结，壅闭于肺，肺失清肃所表现的证候。

【临床表现】 咳嗽，咳痰黄稠而量多，胸闷，气喘息粗，甚则鼻翼煽动，或喉中痰鸣，或咳吐脓血腥臭痰，胸痛，发热，口渴，大便秘结，小便短赤，舌红苔黄腻，脉滑数。

【证候分析】 多因外邪犯肺，郁而化热，炼液成痰；或有宿痰，日久化热，痰热互结，壅阻于肺。痰热壅阻于肺，肺失清肃，肺气上逆，故咳嗽、胸闷、气喘息粗；痰热交阻，气道不利，肺气郁闭，则鼻翼煽动；痰热互结，随肺气上逆，故咳痰黄稠而量多，或喉中痰鸣；痰热阻滞肺络，气滞血壅，气血不通，则胸痛，肉腐血败，则咳吐脓血腥臭痰；里热炽盛，蒸达于外，故发热；灼伤津液，则口渴、大便秘结、小便短赤。舌红苔黄腻，脉滑数为痰热内盛之象。

【辨证要点】 以咳喘、痰多黄稠，或脓血腥臭痰及痰热症状共见为辨证要点。

风热犯肺证、肺热炽盛证、痰热壅肺证三证鉴别见表 8-6。

表 8-6 风热犯肺证、肺热炽盛证、痰热壅肺证三证鉴别

证型	相同症状	不同症状
风热犯肺证	咳嗽，痰黄稠，口渴，舌红苔黄，脉数	兼恶寒发热，苔薄，脉浮等表热证症状
肺热炽盛证		咳喘、胸痛及里实热证症状
痰热壅肺证		咳喘、痰多黄稠，或脓血腥臭痰及痰热证症状

九、燥邪犯肺证

燥邪犯肺证是指燥邪侵犯肺卫，肺津受伤，肺失清润所表现的证候。

【临床表现】 干咳无痰或少痰，痰黏难咳，甚则胸痛，痰中带血，口、唇、鼻、咽干燥，大便干结，小便短少，或发热，微恶风寒，少汗或无汗，苔薄白或薄黄，脉浮数或浮紧。

【证候分析】 常由秋令之季，感受燥邪引起。初秋感燥，燥偏热，多病温燥；深秋感燥，燥偏寒，多病凉燥。燥邪犯肺，肺失滋润，清肃失职，故干咳无痰，或痰少而黏难咳；甚则咳伤肺络，则胸痛咯血；燥邪伤津，则口、唇、鼻、咽干燥，大便干燥，小便短少；邪袭卫表，卫气被遏，故见发热恶寒。凉燥性近于寒，故苔薄白、脉浮紧；温燥性近于热，故苔薄黄、脉浮数。

【辨证要点】 以干咳无痰，或痰黏难咳及燥邪侵袭肺卫症状共见为辨证要点。

十、风水相搏证

风水相搏证是指风邪侵袭，肺失宣降，不能通调水道，水湿泛溢肌肤所表现的证候。

【临床表现】 眼睑头面先肿，继而遍及全身，小便短少，来势迅猛，皮肤薄而光亮。兼见恶寒发热，无汗，苔薄白，脉象浮紧；或兼恶寒发热，咽喉痛，苔薄黄，脉浮数。

【证候分析】 多由外感风邪，肺卫受邪，宣降失常，通调水道失司，水液泛溢肌肤。风为阳邪，风邪侵袭，上先受之，肺失宣降，通调水道失司，故水肿起于眼睑头面，继而遍及全身；水液不能下输膀胱，则小便短少。若伴见恶寒发热，无汗，苔薄白，脉浮紧，为风水偏寒之征；若兼有恶寒发热，咽喉肿痛，苔薄黄，脉浮数，为风水偏热之象。

【辨证要点】 以骤起眼睑头面先肿及表证症状共见为辨证要点。

十一、大肠湿热证

大肠湿热证是指湿热阻滞肠道，传导失司所表现的证候。

【临床表现】 腹痛，里急后重，下利脓血，或暴注下泻，色黄臭秽，肛门灼热，尿少色黄，发热，口渴，舌红苔黄腻，脉濡数或滑数。

【证候分析】 常因时令感受暑湿热邪，侵犯肠道；或饮食不洁，致湿热之邪蕴结大肠所致。湿热侵袭大肠，壅阻气机，故腹痛，里急后重；熏灼肠道，脉络损伤，血腐为脓，故见下利脓血；湿热侵犯大肠，津为热迫而下注，则暴注下泻、色黄而臭；热炽肠道，则肛门灼热。热盛伤津则口渴，尿少色黄；里热蒸达于外，则发热。舌红苔黄腻、脉滑数为湿热之象。

【辨证要点】 以腹痛、泄泻或下利及湿热症状共见为辨证要点。

十二、肠热腑实证

肠热腑实证是指邪热入里，与肠中糟粕相搏，燥屎内结所表现的证候。

【临床表现】 腹部硬满疼痛、拒按，大便秘结，或热结旁流，气味恶臭，高热，或日晡热甚，汗出口渴，甚则神昏谵语、狂乱，尿少色黄，舌红苔黄燥，或焦黑起芒刺，脉沉数有力。

【证候分析】 常为热邪炽盛，津液暗耗；或误用汗剂，津液外泄，使肠中干燥，燥屎内结所致。邪热与燥屎内结，迫津下泄，故腹部硬满疼痛，拒按，大便秘结，热结旁流，气味恶臭；大肠经气旺于日晡，故日晡热甚；邪热上扰心神，故神昏谵语，狂乱；里热蒸腾，伤津耗液，故高热，汗出口渴，尿少色黄；舌红苔黄燥，或焦黑起芒刺，脉沉数有力为里热炽盛之象。

【辨证要点】 以腹满硬痛、便秘及里热炽盛症状共见为辨证要点。

十三、大肠津亏证

大肠津亏证是指津液不足，不能濡润大肠，传导失职所表现的证候。

【临床表现】 大便干燥，数日一行，口干咽燥，或伴见口臭，头晕，舌红少津，脉细涩。

【证候分析】 常由素体阴亏，热病后津伤未复，或老年阴津亏虚，或妇女产后出血过多等引起。津液不足，肠失濡润，传导失职，则大便秘结干燥，难以排出，常数日一行；阴伤于内，口咽失润，故口干咽燥；腑气不通，秽浊之气上逆，则口臭、头晕；舌红少津，脉细涩为津亏之象。

【辨证要点】 以大便干结难解、数日一行及津亏症状共见为辨证要点。

十四、虫积肠道证

虫积肠道证是指蛔虫等积滞于肠道，阻滞气机，吮吸精微所表现的证候。

【临床表现】 腹痛时作，胃脘嘈杂，或嗜食异物，大便排虫，或突发腹痛，按之如索条状，甚则剧痛，汗出肢厥，呕吐蛔虫，面黄形瘦，睡中龂齿，鼻痒，或面部白斑，白睛蓝斑，唇内粟粒样白色凸起颗粒。

【证候分析】 多因进食不洁瓜果、蔬菜等，虫卵随饮食入口，在肠道内繁殖滋生。虫居肠道，争食水谷，吮吸精微，故胃脘嘈杂、嗜食异物，久则面黄形瘦；虫动则腹痛，虫安则痛止，或随粪便排出体外；若蛔虫钻窜，抟聚肠中，阻塞不通，则腹痛、按之有条索状；蛔虫侵入胆道，气机逆乱，则剧痛，肢厥汗出，称为“蛔厥”；手阳明经入下齿，环唇口，行面颊，足阳明胃经起于鼻，入上齿，布面颊，虫积肠道，湿热内蕴，循经上熏，故鼻痒，睡中龂齿，面部白色虫斑，唇内粟粒样白色凸起颗粒；肺与大肠相表里，白睛属肺，蛔虫窜扰经络，故见白睛蓝斑。

【辨证要点】 以腹痛时作、大便排虫为辨证要点。

第三节 脾与胃病辨证

脾的病变主要体现在运化、升清、统血功能失常。常见症状有腹胀、腹痛、便溏、内脏下垂、慢性出血等。胃的病变体现在受纳、腐熟功能失常，胃失和降，胃气上逆。常见症状有纳少、胃脘胀或痛、恶心、呕吐、呃逆、嗳气等。

一、脾气虚证

脾气虚证是指脾气不足，运化失常所表现的证候。

【临床表现】 腹胀，纳少，食后尤甚，大便溏薄，神疲乏力，少气懒言，面色萎黄少华，形体消瘦，或肥胖、浮肿，舌淡苔白，脉缓弱。

【证候分析】 常由饮食失节，或思虑、劳累过度耗伤脾气，或禀赋不足，素体虚弱，或年老体衰，或久病耗损，调养不当引起。脾失健运，故纳少，腹胀，大便溏薄；食后脾气愈困，故食后尤甚；脾虚气血生化不足，故形体消瘦，则面色萎黄少华；脾虚水湿不运，泛溢肌肤，则见肥胖、浮肿；气虚推动无力，故神疲乏力、少气懒言。舌淡苔白、脉缓弱为脾气虚弱之象。

【辨证要点】 以腹胀、纳少、便溏及气虚症状共见为辨证要点。

二、脾气下陷证

脾气下陷证是指脾虚无力升举，反而下陷所表现的证候。

【临床表现】 脘腹重坠作胀，便意频数，肛门重坠，子宫下垂，或久泄不止，或小便如米泔，神疲乏力，少气懒言，头晕目眩，纳少便溏，舌淡苔白，脉弱。

【证候分析】 常由脾气虚进一步发展而来，或因久泄久利，劳累过度，或妇女孕产过多，产后失调等原因损伤脾气。脾气虚衰，升举无力，故脘腹重坠作胀，便意频数，肛门、子宫等脏器下垂；精微不能正常输布，下注肠道则泄泻，前走膀胱则小便如米泔；脾气亏虚，故纳少便溏，神疲乏力，少气懒言；清阳不升，故头晕目眩；舌淡苔白、脉弱为气虚之象。

【辨证要点】 以脘腹重坠、内脏下垂及气虚症状共见为辨证要点。

三、脾不统血证

脾不统血证是指脾气虚弱，统血无权，血溢脉外所表现的证候。

【临床表现】 各种出血，如吐血、衄血、便血、尿血、月经量多、崩漏，纳少，便溏，神疲乏力，少气懒言，舌淡苔白，脉细弱。

【证候分析】 常由久病或劳倦伤脾，导致统血失职，血溢脉外引起。脾气亏虚，统血无权，则血溢脉外，故见各种出血：溢于胃肠，则吐血或便血；溢于膀胱，则尿血；溢于肌肤，则皮下出血；冲任不固，则妇女月经过多，甚则崩漏。脾气虚弱，运化失健，则食少便溏；气虚推动无力，则神疲乏力，少气懒言；舌淡苔白，脉细弱为脾气虚弱之象。

【辨证要点】 以各种出血、食少便溏及气虚症状共见为辨证要点。

四、脾阳虚证

脾阳虚证是指脾阳虚衰，失于温运，阴寒内盛所表现的证候。

【临床表现】 腹胀纳少，腹痛绵绵，喜温喜按，大便稀溏或完谷不化，畏寒肢冷，面白无华，或肢体浮肿，小便不利，或白带量多清稀，舌淡胖，苔白滑，脉沉迟无力。

【证候分析】 常由脾气虚发展而来，或过食生冷，过用寒凉，损伤脾阳；或肾阳不足，火不暖土引起。脾阳虚衰，运化无权，则腹胀纳少，便溏，甚则完谷不化；阳虚阴盛，寒从中生，凝滞气机，则腹痛绵绵，喜温喜按；中阳不足，水湿内停，泛溢肌肤，则肢体浮肿，小便不利；水湿下注，带脉失约，则见妇女带下清稀量多；阳虚不能温煦肌表四末，则畏寒肢冷；舌淡胖，苔白滑，脉沉迟无力均为阳虚，水湿内盛之象。

【辨证要点】 以腹胀、腹痛、纳少、便溏及阳虚症状共见为辨证要点。脾气虚证、脾阳虚证、脾气下陷证、脾不统血证四证鉴别见表 8-7。

表 8-7 脾气虚证、脾阳虚证、脾气下陷证、脾不统血证四证鉴别

证型	相同症状	不同症状	舌象	脉象
脾气虚证	腹胀纳少，便溏，食后益甚，神疲乏力，少气懒言，面色萎黄	或浮肿，或消瘦	舌淡苔白	缓弱
脾阳虚证		脘腹隐痛，喜温喜按，肢冷畏寒，或尿少浮肿，或带下清稀	舌淡胖有齿痕，苔白滑	沉迟无力
脾气下陷证		脘腹坠胀，便意频数，肛门重坠，或久泻久痢，甚或脱肛，子宫下垂，或小便浑浊如米泔	舌淡苔白	弱
脾不统血证		便血，尿血，衄血，吐血，或妇女月经过多、崩漏	舌淡苔白	细弱

五、寒湿困脾证

寒湿困脾证是指寒湿内盛，中阳受困所表现的证候。

【临床表现】 脘腹痞闷胀痛，纳呆，恶心，呕吐，大便溏泄，口淡不渴，头身困重，或浮肿，小便不利，或肌肤面目发黄，黄色晦暗如烟熏，或妇女白带量多，舌淡胖苔白腻，脉濡缓或沉细。

【证候分析】 常因过食肥甘生冷，冒雨涉水，或居处潮湿等导致寒湿内盛，中阳受困。脾喜燥恶湿，寒湿内侵，中阳受困，脾气被遏，升降失常，故脘腹痞闷胀痛、纳呆；胃气上逆，故恶心、呕吐；湿邪下注肠中，故大便溏泄；寒湿属阴邪，阴不耗液，故口不渴；阳气被寒湿所遏，不能温化水湿，泛溢肌表，则肢体浮肿、小便短少；湿性重浊，流注肢体，阻遏清阳，则头身困重；寒湿内阻，肝胆疏泄失职，胆汁外溢，则肌肤面目发黄、晦暗如烟熏；寒湿下注，损伤带脉，带脉不固，故白带量多；舌淡胖，苔白腻，脉濡缓或沉细均为寒湿内盛之象。

【辨证要点】 以脘腹胀满、纳呆、恶心、便溏及寒湿症状共见为辨证要点。

寒湿困脾证与脾阳虚证鉴别见表 8-8。

表 8-8 寒湿困脾证、脾阳虚证鉴别

证型	性质	相同症状	不同症状
寒湿困脾证	实证	食少纳呆，脘腹冷痛，腹泻，浮肿，带下清稀	脘闷呕恶，肢体困重，或见身目发黄，晦暗如烟熏，苔白腻，脉濡缓
脾阳虚证	虚证		腹痛喜温喜按，畏寒肢冷，神疲，舌淡胖，苔白滑，脉沉迟无力

六、湿热蕴脾证

湿热蕴脾证是指湿热内蕴中焦，脾失健运所表现的证候。

【临床表现】 脘腹痞闷，纳呆，甚或厌食，恶心呕吐，大便溏泄不爽，或肌肤面目发黄，黄色鲜明如橘皮色，或皮肤发痒，或身热不扬，汗出热不解，肢体困重，尿少色黄，渴不多饮，舌红苔黄腻，脉濡数。

【证候分析】 常由感受湿热邪气，或过食肥甘酒酪，酿生湿热引起。湿热蕴结中焦，纳运失司，升降失常，故脘腹痞闷、纳呆厌食、呕恶；湿热下注大肠，肠道气机不畅，故大便溏泄不爽；湿性重浊，脾为湿困，经络之气受阻，故肢体困重；湿遏热伏，郁蒸于内，故身热不扬，汗出热不解，渴不多饮，小便短黄；湿热蕴结脾胃，熏蒸肝胆，疏泄失权，胆汁不循常道而外溢肌肤，则肌肤面目发黄，黄色鲜明如橘皮色；湿热熏蒸皮肤，皮肤发痒；舌红苔黄腻，脉濡数为湿热内蕴之象。

【辨证要点】 以脘腹胀满、纳呆、便溏及湿热症状共见为辨证要点。

湿热蕴脾证、寒湿困脾证鉴别见表 8-9。

表 8-9 湿热蕴脾证、寒湿困脾证鉴别

证型	相同症状	不同症状
湿热蕴脾证	脘腹痞闷，纳呆，便溏，呕恶，身黄，身重肢困，苔腻脉濡	兼热象，见身热不扬，口苦，尿短黄，阳黄，舌红苔黄，脉数
寒湿困脾证		兼寒象，口淡不渴，阴黄，带下清稀量多，舌淡胖苔白，脉缓

七、胃气虚证

胃气虚证是指胃气不足，受纳腐熟功能减弱，胃失和降所表现的证候。

【临床表现】 胃脘隐痛或痞胀，按之觉舒，食后胀甚，食欲减退，嗳气，气短神疲，倦怠懒言，舌质淡苔白，脉虚弱。

【证候分析】 常由饮食不节，或劳倦失度，或久病失养，损伤胃气引起。胃气亏虚，胃失和降，受纳腐熟功能减退，故胃脘隐痛或痞胀、食后胀甚；病性属虚，故按之觉舒；胃气不降而反上逆，故嗳气；气虚脏腑功能衰减，故气短神疲、倦怠懒言；舌质淡苔白，脉虚弱为气虚之象。

【辨证要点】 以胃脘隐痛或痞胀、食欲减退及气虚症状共见为辨证要点。

八、胃阳虚证

胃阳虚证是指胃阳不足，虚寒内生，胃失和降所表现的证候。

【临床表现】 胃脘绵绵冷痛，时发时止，喜温喜按，泛吐清水或夹不消化食物，食少脘痞，口淡不渴，畏寒肢冷，倦怠乏力，舌淡胖，苔白滑，脉沉迟无力。

【证候分析】 常由过食生冷，损伤胃阳，或过用寒凉、攻伐药物，或脾胃素弱，阳气自衰等引起。胃阳不足，虚寒内生，寒凝气机，见胃脘冷痛；性质虚寒，故为绵绵不已、时发时止、喜温喜按；腐熟受纳功能减退，故食少脘痞；胃阳虚，水谷不化，随胃气上逆，则泛吐清水或夹不消化食物；阳虚不能温煦机体，则畏寒肢冷，倦怠乏力；口淡不渴，舌淡胖，苔白滑，脉沉迟无力均为阳虚之象。

【辨证要点】 以胃脘冷痛及阳虚症状共见为辨证要点。

九、胃阴虚证

胃阴虚证是指胃阴亏虚，虚热内生所表现的证候。

【临床表现】 胃脘隐隐灼痛，饥不欲食，或胃脘嘈杂，或脘痞不舒，或干呕呃逆，口咽干燥，大便干结，小便短少，舌红少津，脉细数。

【证候分析】 常由温热病后期，胃阴耗伤，或吐泻太过或过食辛辣温燥之品，或情志郁结，气郁化火，灼伤胃阴等引起。胃阴不足，虚热内生，热郁于胃，胃失和降，故胃脘隐隐灼痛、脘痞、嘈杂不适，则饥不欲食；胃失和降，胃气上逆，故干呕呃逆；胃阴亏虚，津不上承，则口咽干燥；下不能滋润肠道，故大便干结、小便短赤；舌红少津、脉细数均为阴虚之象。

【辨证要点】 以胃脘隐隐灼痛、饥不欲食及阴虚症状共见为辨证要点。

十、胃火炽盛证

胃火炽盛证是指胃中火热炽盛，胃失和降所表现的证候。

【临床表现】 胃脘灼痛、拒按，或消谷善饥，或口臭，或牙龈肿痛溃烂，或齿衄，渴喜冷饮，大便秘结，尿少色黄，舌红苔黄，脉数。

【证候分析】 常由过食辛辣温燥之品，化火生热；或气郁化火犯胃，或邪热内扰，胃火过盛引起。胃火炽盛，胃腑络脉气血壅滞，故胃脘灼痛；性质属实，故拒按；胃火炽盛，受纳腐熟功能亢进，故消谷善饥；浊气上逆，则口臭；胃火循经上熏于齿龈，则牙龈肿痛；邪热灼伤血络，则齿衄；邪盛伤津，故渴喜冷饮，大便秘结，尿少色黄；舌红苔黄，脉数为火热内盛之象。

【辨证要点】 以胃脘灼痛、消谷善饥及实热症状共见为辨证要点。

十一、寒滞胃脘证

寒滞胃脘证是指寒邪犯胃，阻滞气机所表现的证候。

【临床表现】 脘腹冷痛，痛势暴作，遇寒加剧，得温则减，恶心呕吐，吐后痛缓，或口泛清水，面色淡白或青，肢冷不温，舌苔白润，脉沉紧。

【证候分析】 多由过食生冷，或脘腹受凉，以致寒邪客于胃腑等引起。寒邪犯胃，凝滞气机，故胃脘冷痛；因病情属实，痛势暴急；寒得温则散，故得温痛减；遇寒则气收更甚，故痛势加剧；胃失和降，胃气上逆，则恶心呕吐；吐后寒气暂以舒缓则痛减；若寒伤胃阳，水液而随胃气上逆，则口泛清水；寒邪伤阳，阳气不能外达，故见肢冷、面白或青；舌苔白润、脉沉紧为阴寒内盛之象。

【辨证要点】 以脘腹冷痛、呕吐及实寒症状共见为辨证要点。

十二、食滞胃脘证

食滞胃脘证是指饮食停滞胃脘所表现的证候。

【临床表现】 脘腹胀闷疼痛、拒按，嗳腐吞酸，厌食；或呕吐酸腐，吐后胀痛减轻，或肠鸣矢气，泻下不爽，大便酸腐臭秽，夹杂不消化食物，或大便秘结，舌苔厚腻，脉滑。

【证候分析】 常为饮食不节，暴饮暴食，或素体脾胃虚弱，饮食不慎导致。饮食停滞胃脘，胃失和降，气机不畅，故胃脘胀闷疼痛、拒按；胃中腐浊之气上逆，则嗳腐吞酸，或呕吐酸腐食物；吐后气机暂时通畅，故吐后胀痛得减；食积于内，拒于受纳，故厌食；食滞肠道，阻塞气机，故腹痛肠鸣矢气；大肠传导失常，见泻下不爽或便秘；腐败食物下注，故泻下物酸腐臭秽；舌苔厚腻，脉滑为食积之征。

【辨证要点】 以脘腹胀闷疼痛、嗳腐吞酸、泻下酸腐臭秽为辨证要点。

第四节　肝与胆病辨证

肝系病变可反映于经络所循行之处，故肝病常见症状有精神抑郁或烦躁怒骂，巅顶疼痛伴头晕胀甚，目眩目痛目涩等目疾，肢体震颤、手足抽搐，胸胁、少腹胀窜痛，月经不调、阴部症状等。

一、肝血虚证

肝血虚证是指肝脏血液亏虚所表现的证候。

【临床表现】 头晕目眩，爪甲不荣，夜寐多梦不安，视力减退或夜盲，或见肢体麻木，关节拘急不利，手足震颤，肌肉瞤动，或妇女月经量少，甚至闭经，或面、唇、舌、经血色淡，脉细。

【证候分析】 多因脾肾亏虚，生化之源不足，或慢性病耗伤肝血，或失血过多引起。肝血不足，不能上荣于头面，故头晕目眩；爪甲失养，则干枯脆薄易折；血不足以安魂定志，则夜寐多梦不安；肝开窍于目，血虚目失所养，则视力减退或夜盲。肝主筋，血虚筋脉失养，则拘挛急迫，因而肢体麻木，关节拘急不利，手足震颤，肌肉瞤动。肝血不足，冲任失养，血海空虚，或妇女月经量少，甚至闭经。面、唇、舌、经血色淡，脉细为血虚常见之征。

【辨证要点】 以爪甲、筋脉、两目等失养及血虚症状共见为辨证要点。

二、肝阴虚证

肝阴虚证是指肝脏阴液亏虚表现的证候。

【临床表现】 头晕眼花，视物不清，两目干涩，或口燥咽干，或手足蠕动，或胁肋隐隐灼痛，五心烦热，潮热盗汗，舌红少苔少津，脉弦细数。

【证候分析】 多由情志不遂，气郁化火，或肝病、温热病后期耗伤肝阴引起。肝阴不足，不能上滋头目，故头晕眼花，视物不清，两目干涩；阴液亏虚不能上承，故口燥咽干；肝阴亏虚，筋脉失养，故手足蠕动；肝络失养，虚火内灼，故胁肋隐隐灼痛；阴虚不能制阳，虚热内蒸，故五心烦热、午后潮热；虚火内扰营阴，故盗汗；舌红少苔少津，脉弦细数，均为阴虚内热之象。

【辨证要点】 以眩晕，目涩，胁肋隐痛及阴虚症状共见为辨证要点。

三、肝阳上亢证

肝阳上亢证是指水不涵木，肝阳偏亢所表现的证候。

【临床表现】 眩晕耳鸣，头目胀痛，面红目赤，气息粗重，郁怒焦虑，心悸健忘，失眠多梦，腰膝酸软，头重脚轻，步履不稳，舌红，脉弦有力或脉细数。

【证候分析】 多因肝肾阴虚，肝阳失潜，或恼怒焦虑，气火内郁，暗耗营阴，阴不制阳。肝肾之阴不足，肝阳亢逆，气血无制上冲头目，则见眩晕耳鸣，头目胀痛；肝阳亢逆于上，则见面红目赤，气息粗重；亢阳内扰肝魂，则见郁怒焦虑；阴虚心失所养，神不得安，则心悸健忘，失眠多梦；肝肾阴虚，筋脉失养，则见腰膝酸软；肝阳亢逆于上，肝肾阴亏于下，上盛而下虚，则头重脚轻，步履不稳；舌红，脉弦有力或脉细数，为肝阳亢盛，肝肾阴虚之征。

【辨证要点】 以眩晕耳鸣，郁怒焦虑，腰膝酸软，头重脚轻等为辨证要点。

四、肝风内动证

肝风内动证指患者出现眩晕、震颤、抽搐等具有“动摇”特点的证候。

（一）肝阳化风证

肝阳化风证是指肝阳亢逆无制，亢则化风，而表现动风的证候。

【临床表现】 眩晕欲仆，头摇头胀且痛，肢颤言謇，手足麻木，步履不稳；甚或突然晕倒，醒后口眼㖞斜，半身不遂；舌红，苔腻，脉弦。

【证候分析】 多因病久肝肾之阴耗伤，阴不制阳，或肝阳亢逆，耗损阴液，日久阳亢而阴虚风动。阴虚阳亢，肝阳亢逆化风，气血上逆，则眩晕欲仆，步履不稳，头摇头胀且痛；肝肾阴虚，筋脉失养，故手足麻木，肢体震颤；肝阳暴升，夹痰上行，蒙蔽清窍，则突然晕倒；肝风夹痰，阻滞络脉，则语言謇涩、口眼㖞斜、半身不遂；舌红为阴虚之象；苔腻、脉弦为肝风夹痰之征。

【辨证要点】 以眩晕，肢颤言謇，甚至口眼㖞斜，半身不遂等为辨证要点。

（二）热极生风证

热极生风证是指邪热炽盛，引动肝风所表现的证候。

【临床表现】 高热，躁扰如狂，甚至神昏谵语，动风则见颈项强直，角弓反张，牙关紧闭，两目上视，舌红或绛，脉弦数。

【证候分析】 多因邪热炽盛，燔灼肝经。热邪蒸腾，充斥肌肤，则见高热；热传心包，扰动神明，则见躁扰如狂，甚至神昏谵语；邪热炽盛，燔灼肝经，引动肝风，则见颈项强直，角弓反张，牙关紧闭，两目上视等筋脉挛急之象；舌红或绛，脉弦数，为肝经热盛之征。

【辨证要点】 以高热，神昏躁扰，动风抽搐为辨证要点。

（三）血虚生风证

血虚生风证是指血虚筋脉失养所表现出的动风的证候。

【临床表现】 眩晕，肢体麻木或震颤挛急，皮肤瘙痒，爪甲不荣，面白无华，唇、舌色淡白，脉细。

【证候分析】 多由急慢性出血，失血量大而体虚引起。失血体虚，肝血不足，不能上荣头面，则见眩晕，面白；血虚筋脉失养，则见肢体麻木或震颤挛急；血虚肌肤爪甲失养，则见皮肤瘙痒，爪甲不荣；唇、舌色淡白，脉细为血虚之征。

【辨证要点】 以眩晕，肢麻震颤与血虚症状共见为辨证要点。

（四）阴虚动风证

阴虚动风证是指阴液亏虚，引动肝风所表现的证候。

【临床表现】 眩晕耳鸣，手足蠕动，肢麻震颤或抽搐，两目干涩或视物不清，五心烦热，潮热盗汗，颧红咽干，舌红少苔少津，脉弦细数。

【证候分析】 多由内伤久病，耗竭阴液，或外感热病后期，阴液耗损所致。阴虚，不能上滋头目，则见眩晕耳鸣，两目干涩或视物不清；肝阴不足，筋脉失养挛急，则见肢麻震颤或抽搐；阴液不能上承于口，则见口咽干燥；阴虚不能制阳，虚热内蒸，则见五心烦热，潮热盗汗；颧红，舌红少苔少津，脉弦细数为阴虚内热之征。

【辨证要点】 以眩晕，肢麻震颤与阴虚症状共见为辨证要点。

肝风四证鉴别见表 8-10。

表 8-10 肝风四证鉴别

证型	性质	主症	兼症	舌象	脉象
肝阳化风证	上实下虚证	眩晕，肢颤言謇，甚至口眼㖞斜，半身不遂	手足麻木，步履不稳	舌红	脉弦
热极生风证	实热证	颈项强直，角弓反张，牙关紧闭，两目上视	高热，神昏躁扰	舌红或绛	脉弦数
血虚生风证	虚证	眩晕，肢体麻木或震颤挛急	皮肤瘙痒，爪甲不荣，面白无华	舌淡白	脉细
阴虚动风证	虚证	眩晕耳鸣，手足蠕动	五心烦热，潮热盗汗，颧红咽干	舌红少苔少津	脉弦细数

五、肝郁气滞证

肝郁气滞证是指肝失疏泄，气机郁滞所表现的证候。

【临床表现】 情志抑郁易怒，善太息，胸胁、少腹胀满疼痛，郁怒后疼痛更甚，妇女可见乳房胀痛、月经不调、痛经，苔薄白，脉弦。

【证候分析】 多为长期情志抑郁，或突然的情志刺激，或他脏他病侵及于肝，阻遏肝脉而致。气机郁滞，肝失条达，则见抑郁，或易怒；肝失疏泄，经气不利，则胸胁、少腹感胀满疼痛，郁怒后气结更甚，故疼痛更甚；肝气郁滞，气病及血，气血失和，气滞血瘀，冲任失调，则见乳房胀痛、月经不调、痛经；苔薄白，脉弦，为肝气郁滞之征。

【辨证要点】 以情志抑郁易怒，与肝经所循之处胀闷疼痛为辨证要点。

六、肝火上炎证

肝火上炎证是指肝经火热炽盛，气火上逆所表现的证候，又称肝火炽盛证。

【临床表现】 头晕胀痛，面红目赤，口苦口干，急躁易怒，不眠或噩梦纷纭，胸胁灼痛，或耳鸣耳聋，甚或耳痛流脓，或吐血、衄血，大便秘结，小便短黄，舌红苔黄，脉弦数。

【证候分析】 多因情志不遂，肝郁化火，或嗜食辛辣炙煿之品，燥热内生，犯及肝经。火热内炽，肝火循经上攻头目，气血壅盛络脉，则头晕胀痛，面红目赤；热灼津伤则口干；热扰神魂，心神不安，则急躁易怒，不眠或噩梦纷纭；热灼肝络，则胸胁灼痛；肝胆互为表里，肝经热传于胆，胆气循经上溢于口则口苦，上冲于耳则耳鸣耳聋，甚或耳痛流脓；热盛迫血妄行，则吐血、衄血；大便秘结，小便短黄，舌红苔黄，脉弦数，均为肝经实火内炽之征。

【辨证要点】 以头晕胀痛，胁痛，急躁易怒，面红目赤为辨证要点。

肝火上炎证与肝阳上亢证鉴别见表 8-11。

表 8-11　肝火上炎证与肝阳上亢证鉴别

证型	性质	病机	相同症状	不同症状
肝火上炎证	实热证	火热炽盛，内扰于肝	头目胀痛 面红目赤 耳鸣耳聋 急躁易怒 失眠多梦	发热口渴 便干尿黄
肝阳上亢证	虚实夹杂证	肝阳亢逆于上，肝肾阴亏于下		头重脚轻 步履不稳

七、寒滞肝脉证

寒滞肝脉证是指寒邪凝滞肝脉所表现的证候。

【临床表现】 少腹坠胀，伴阴部冷痛，或阴部收缩引痛，或巅顶冷痛，痛遇寒更甚，得温则缓减，恶寒肢冷，舌苔白，脉沉弦或弦紧。

【证候分析】 多因感受寒邪而致。足厥阴肝经，绕阴器，至小腹，交巅顶。寒邪侵袭，肝经受邪，气血运行不畅，经脉收引挛急，则少腹坠胀，伴阴部冷痛，或阴器收缩引痛，或巅顶冷痛。寒则气血凝滞，疼痛加剧，热则气血通利，痛有缓减；寒邪阻遏，阳气失布，则恶寒肢冷；舌苔白，脉沉弦或弦紧为寒盛之征。

【辨证要点】 以少腹、阴器、巅顶等处冷痛与实寒症状共见为辨证要点。

八、胆郁痰扰证

胆郁痰扰证是指胆失疏泄，痰热内扰所表现的证候。

【临床表现】 惊悸不寐，烦躁不安，胆怯易惊，胸胁胀闷不舒，呕恶口苦，眩晕耳鸣，舌苔黄腻，脉弦滑数。

【证候分析】 多因情志不遂，疏泄失职，郁而生痰，痰久化热化火而致。胆失疏泄，气机郁滞，生痰化火，痰热内扰，则不寐，烦躁不安；胆气不宁，失于决断，则惊悸，胆怯易惊；胆气郁滞，则胸胁胀闷不舒；胆气上犯，胃失和降，则呕恶；胆气上蒸，则口苦；痰热循经，上扰清窍，则眩晕耳鸣；舌苔黄腻，脉弦滑数为痰热之征。

【辨证要点】 以惊悸不寐，眩晕耳鸣，与痰热症状共见为辨证要点。

第五节　肾与膀胱病辨证

肾系病变，常以腰膝酸软或疼痛为主；藏精失职，见人体生长发育迟缓或早衰，生殖功能障碍，临床常见小儿五迟五软，成人齿摇发脱，阳痿遗精，精少不育，经闭不孕；主水液失职，见水液代谢失常，临床常见水肿，二便异常；主纳气失职，见呼吸功能减退，临床常见呼吸气短而喘。

一、肾精不足证

肾精不足证是指肾精亏损，生长发育迟缓所表现的证候。

【临床表现】 小儿：生长发育迟滞，表现为囟门迟闭，骨骼痿软，身材矮小，智力低下。成人：早衰，表现为神情呆钝，恍惚善忘，发脱齿摇，耳鸣耳聋，腰膝酸软，足痿无力，动作迟缓；性欲减退，表现为男子精少不育，女子经闭不孕。舌淡苔白，脉弱。

【证候分析】 多因素体肾亏，先天之精不足，或后天失养，或房事不节，或他脏病久伤肾。小儿肾精不充，不能化气生血，不能主骨生髓充脑，则囟门迟闭，骨骼痿软，生长发育迟滞，身材矮小，智力低下。成人肾精不足，精亏髓少，故神情呆钝，恍惚善忘；精亏不足，则发脱齿摇；肾精亏虚，耳窍失养，则耳鸣耳聋；肾精不养腰膝，则腰膝酸软；精损骨失充养，则足痿无力，动作迟缓。肾藏精，主生殖，肾精不足，天癸少衰，则男子精少不育，女子经闭不孕。舌淡苔白，脉弱为精血亏少之征。

【辨证要点】 以小儿生长发育迟缓，成人早衰及性欲减退为辨证要点。

二、肾阴虚证

肾阴虚证是指肾脏阴液不足，虚热内生所表现的证候。

【临床表现】 腰膝酸软，无明显外因腰痛，头晕，耳鸣，失眠，健忘，性欲亢进，男子见阳强易举，遗精，早泄，女子崩漏，或经少甚则闭经，五心烦热，骨蒸潮热，盗汗颧红，小便短黄，舌红少苔少津，脉细数。

【证候分析】 多因素体阴虚，或房事不节，或他脏病久伤阴及肾，或过服温燥劫阴之品等因素引起。肾阴不足，腰、膝、脑、骨、耳窍失养，则腰膝酸软，头晕，耳鸣，健忘；肾阴亏虚，相火妄动，则男子阳强易举，遗精，早泄；女子经血乏源，则经少，甚则闭经；阴虚火旺，迫血妄行，则崩漏下血；肾阴亏虚，虚火扰心，则失眠；虚热内蒸，故五心烦热，骨蒸潮热，颧红，小便短黄；虚火内扰营阴，则为盗汗；舌红少苔少津、脉弦细数，为肾阴不足，虚热内蒸之征。

【辨证要点】 以腰膝酸软，男子遗精，女子月经失调与阴虚症状共见为辨证要点。

肾阴虚证与肾精不足证鉴别见表 8-12。

表 8-12 肾阴虚证与肾精不足证鉴别

证型	性质	病机	相同症状	不同症状
肾阴虚证	虚证	肾阴亏虚 虚热内扰	腰膝酸软 头晕耳鸣 齿摇发脱	性欲偏亢，梦遗经少
肾精不足证		肾精亏损 机体失充		小儿生长发育迟缓 成人早衰，性欲减退

三、肾不纳气证

肾不纳气证是指肾气亏虚，纳气无权所表现的证候。

【临床表现】 腰膝酸软，久病咳喘，呼多吸少，气不接续，动则喘甚，或自汗神疲，声音低怯，舌淡苔白，脉沉弱。

【证候分析】 多因久病咳喘，肺病及肾；或年老肾亏，劳伤太过，致肾气不足，不能纳气。肾不纳气，气不归原，故呼多吸少，气不得续，动则喘息益甚；肾气不足，失其充养，则腰膝酸软乏力；气虚机能减退，则神疲乏力，宗气不足则声音低怯，卫气不固则自汗；舌淡苔白，脉沉弱，皆为气虚之象。

【辨证要点】 以久病咳喘，呼多吸少，动则尤甚与气虚症状共见为辨证要点。

四、肾气不固证

肾气不固证是指肾气亏虚，固摄无权所表现的证候。

【临床表现】 腰膝酸软，神疲乏力，听力减退；小便频数清长，或遗尿，或夜尿频多，或尿后余沥不尽，甚或小便失禁；男子滑精、早泄，女子带下清稀量多，或月经淋漓不尽，或胎元不稳；舌淡苔白，脉弱。

【证候分析】 多因年幼肾气未充，或年长肾气亏损，或房事不节，或他脏病久伤肾。腰为肾之府，肾主骨生髓，开窍于耳。肾气亏虚，骨髓、耳窍失养，则腰膝酸软，神疲乏力，听力减退；肾气不足，固摄失司，膀胱失约，则小便频数清长，或遗尿，或夜尿频多，或尿后余沥不尽，甚或小便失禁；肾气不足，男子精关不固，见滑精、早泄，女子带脉失固，见带下清稀量多；肾气不足，任脉失约，月经淋漓不尽，胎元不稳，易流产。舌淡苔白，脉弱，为肾气虚衰之征。

【辨证要点】 以腰膝酸软，小便失司，精、血、胎元不固与气虚症状共见为辨证要点。

五、肾阳虚证

肾阳虚证是指肾脏阳气虚衰，机体失其温煦所表现的证候。

【临床表现】 腰膝酸软冷痛，畏寒肢冷，尤以下肢为甚，精神不振，面色㿠白，或面色黧黑，舌淡，苔白，脉沉弱，尺部尤甚。或见性欲减退，男子阳痿、滑精、早泄，女子白带清稀量多、宫寒甚则不孕。或见小便清长，夜尿频多。

【证候分析】 多因素体阳虚，或房事不节，或他脏病久伤阳及肾，或年高肾亏等因素引起。肾阳虚衰，温煦失职，则腰膝酸软冷痛，畏寒肢冷，以下肢为甚；阳虚不能鼓动精神，故精神不振；阳虚无力温运气血，血络失充，则面色㿠白；肾阳极度衰微，本脏之色外显，则面色黧黑；肾阳不足，性欲减退，故男子阳痿，女子宫寒，甚则不孕；肾阳不足，固摄失司，故小便清长，夜尿频多，男子滑精，早泄，女子白带清稀量多；舌淡，苔白，脉沉弱，尺部尤甚，为肾阳虚衰之征。

【辨证要点】 以腰膝酸软冷痛，性欲减退与阳虚症状共见为辨证要点。

六、肾虚水泛证

肾虚水泛证是指肾阳亏虚，推动无力，气化无权，水泛肌肤所表现的证候。

【临床表现】 全身浮肿，下肢为甚，肿胀处按之没指，小便短少，腰膝酸软冷痛，畏寒肢冷，或心悸，气短，或咳喘痰鸣，舌淡胖嫩，苔白滑，脉沉迟无力。

【证候分析】 多因素体阳虚，或他脏病久伤阳及肾等因素引起。肾阳不足，气化无权，水湿泛溢，则全身浮肿；水湿为阴邪，其性趋下，故浮肿尤以下肢为甚，按之没指；肾阳亏虚，腰膝失养，则腰膝酸软；阳虚，温煦失职，则腰膝冷痛，畏寒肢冷；肾阳虚，水湿泛溢，水气上凌于心，则心悸，气短；水寒上射于肺，肺失宣肃，则咳喘，水湿聚为痰涎，聚于喉间，则痰鸣；舌淡胖嫩，苔白滑，脉沉迟无力，为阳虚水湿内停之征。

【辨证要点】 以全身浮肿，小便短少与肾阳虚症状共见为辨证要点。

肾阳虚证与肾虚水泛证鉴别见表 8-13。

表 8-13 肾阳虚证与肾虚水泛证鉴别

证型	性质	病机	相同症状	不同症状
肾阳虚证	虚寒证	肾阳亏虚，机体功能衰退	腰膝酸软 畏寒肢冷	性功能减弱，夜尿频多
肾虚水泛证		肾阳亏虚，气化无权水湿泛溢		全身浮肿，尿少

七、膀胱湿热证

膀胱湿热证是指湿热侵袭，蕴结膀胱所表现的证候。

【临床表现】 尿频、尿急、尿道灼痛，小便短黄，或浑浊，或尿血，或尿中见砂石，小腹胀痛，或腰、腹掣痛，或伴发热，舌红苔黄腻，脉滑数。

【证候分析】 多因外感湿热，蕴结膀胱；或饮食不节，湿热内生，下注膀胱。湿热蕴结膀胱，气化不利，下迫尿道，则尿频尿急、尿道灼痛；湿热熏灼津液，则小便短黄或浑浊；湿热灼伤血络，则尿血；湿热久郁，煎熬尿中杂质成砂石，则尿中可见砂石；膀胱湿热，气机不利，故小腹胀痛；若累及肾脏，可见腰、腹牵引而痛；若湿热外蒸，可见发热。舌红苔黄腻，脉滑数乃湿热胶结之象。

【辨证要点】 以尿频，尿急，尿道灼痛，尿短黄与湿热症状共见为辨证要点。

第六节　脏腑兼证辨证

在疾病发生发展过程中，同时出现两个或两个以上脏腑的证候，称为脏腑兼证。脏腑兼证并非单一脏腑证的简单相加，需要从脏腑之间的各种生理病理及经络的联系出发，弄清彼此存在的先后、因果、主次、并列等相互关系。

一、心肾不交证

心肾不交证是指心肾水火既济失调所表现的虚热或虚寒证候。

【临床表现】 心悸不安，心烦，不寐，多梦，头晕耳鸣，健忘，腰膝酸软，梦遗，潮热盗汗，五心烦热，咽干口燥，舌红，脉细数，便结，尿黄。或阳痿，腰膝冷痛，脉沉细无力等。

【证候分析】 多为外感热病致使心火独亢；或房事不节、久病虚劳，耗伤肾阴，致使心火偏亢；或劳神思虑太过、情志忧郁而化火伤阴等因素所致。肾阴亏损于下，心火偏亢于上，水火不济，心阳偏亢，扰动心神，故心烦不寐，心悸不安，多梦；肾阴亏虚，骨髓不充，脑髓耳窍失养，则头晕耳鸣，健忘；腰为肾府，失于濡养，则腰膝酸软；虚火扰动精室，故梦遗；五心烦热，咽干口燥，潮热盗汗，便结、尿黄，舌红，脉细数，为阴虚火旺之征。心火不能下温肾水，肾水独寒，则见阳痿，腰膝冷痛，脉沉细无力。

【辨证要点】 以心烦失眠，腰膝酸软，耳鸣梦遗与虚热症状共见为辨证要点。

二、心脾两虚证

心脾两虚证是指脾气亏虚，心血不足所表现的虚弱证候。

【临床表现】 心悸，怔忡，头晕，健忘，失眠，多梦，面色萎黄，神倦，食少，腹胀便溏，或皮下出血，月经量少色淡，淋漓不尽等。舌质淡嫩，脉细弱。

【证候分析】 多因饮食不节，损伤脾胃，心失血养；或病久失调，劳倦思虑过度，或慢性失血，导致心脾气血两虚。脾气亏损，气血生化不足，心失所养，则心悸怔忡，失眠多梦；气血亏虚，头面失养，则眩晕，健忘，面色萎黄；脾气不足，运化失健，水谷不化，故食欲不振，腹胀便溏；脾虚摄血无力，血不归经，可见皮下出血，妇女经量减少，色淡质稀，淋漓不尽；气血亏虚，功能活动减退，故神倦乏力，舌质淡嫩，脉细弱。

【辨证要点】 以心悸失眠，食少便溏，慢性出血与气血两虚见症为辨证要点。

三、心肝血虚证

心肝血虚证是指心肝两脏血液亏虚所表现的血虚证候。

【临床表现】 心悸，怔忡，健忘，失眠多梦，眩晕耳鸣，面白无华，两目干涩，视物模糊，雀盲，爪甲干枯脆薄，肢体麻木，感觉迟钝，震颤、拘挛，妇女月经量少色淡，甚则经闭，舌淡苔白，脉细弱。

【证候分析】 多因久病亏损，失血过多及气血化源不足，心肝失养；思虑过度，暗耗心血，肝无所藏。心血虚，心失所养，则心悸，怔忡，健忘，失眠多梦；肝血亏虚，血不上荣，头目失养，则眩晕耳鸣，面白无华，两目干涩，视物模糊，雀盲；肝血虚，爪甲、筋脉失于濡养，则爪甲干枯脆薄，肢体麻木，感觉迟钝，甚则震颤、拘挛；妇女以血为本，心肝血虚，血海空虚，冲任失养，则月经量少色淡，甚则经闭；舌淡苔白，脉细弱，为血虚之征。

【辨证要点】 以心悸失眠，爪甲不荣，肢麻等与血虚症状共见为辨证要点。

四、心肾阳虚证

心肾阳虚证，是指心肾两脏阳气虚衰，温煦失职，阴寒内盛所表现的虚寒证候。

【临床表现】 心悸怔忡，畏寒肢厥，腰膝酸软，神疲乏力，精神萎靡，嗜睡，小便不利，肢面浮肿，下肢为甚，口唇爪甲淡暗青紫，舌淡暗或青紫，苔白滑，脉沉微细。

【证候分析】 多因久病不愈或劳倦内伤，致使心阳虚衰及肾，阴寒内盛，水气内停；或肾阳亏虚，气化无权，水气凌心。心肾阳虚，推动无力，心神失养，故心悸怔忡，神疲乏力，精神萎靡或嗜睡；阳虚脏腑功能衰退，形体失于温养，则畏寒肢厥，腰膝酸软；肾阳亏虚，三焦决渎不利，水液停聚，故小便不利，肢面浮肿；水性下趋，故水肿以下肢为甚；阳虚血行瘀滞，故口唇爪甲青紫，舌淡暗或青紫；苔白滑，脉沉微细，皆为心肾阳虚，水气内盛之征。

【辨证要点】 以心悸怔忡，腰膝酸冷，肢体浮肿与虚寒症状共见为辨证要点。

五、心肺气虚证

心肺气虚证是指心肺两脏气虚所表现的功能减退的证候。

【临床表现】 咳嗽，气喘，气短乏力，动则尤甚，胸闷，心悸，痰液清稀，面色淡白，头晕神疲，自汗，声低懒言，甚者可见口唇青紫，舌淡苔白，脉沉弱或结代。

【证候分析】 多因久病咳喘，耗伤心肺之气，累及于心，致心气不足；或心气不足，导致肺气虚衰；或年高体弱，禀赋不足，劳倦太过，耗伤心肺之气。心气不足，鼓动无力，则见心悸；肺气虚弱，肃降无权，气机上逆，见咳嗽，气喘；肺气虚致使宗气不足，则气短乏力；动则耗气，故喘息亦甚；肺气虚，呼吸功能减弱，则胸闷不舒；肺气虚，不能输布精微，水液停聚为痰，故痰液清稀；气虚全身机能活动减弱，则面色淡白，头晕神疲，声低懒言，自汗。舌淡苔白，脉弱等，为气虚常见之征。

【辨证要点】 以心悸胸闷，咳嗽气喘与气虚症状共见为辨证要点。

六、脾肺气虚证

脾肺气虚证是指脾肺两脏气虚所表现的虚弱的证候。

【临床表现】 久咳不止，气短而喘，痰多清稀白，食欲不振，腹胀不舒，便溏，声低懒言，疲倦乏力，面白无华，甚则面浮肢肿。舌淡苔白，脉弱。

【证候分析】 多因久病咳喘致肺气耗伤，子病及母，脾胃运化失常；或饮食不节、劳倦过度，致使脾胃受损，土不生金，累及于肺，宣降失司所致。久咳不止，肺气受损，宣降失职，故咳嗽、气短而喘；气虚水津不布，聚湿生痰，则痰多稀白；脾气虚，运化失健，可见食欲不振，腹胀不舒，便溏；气虚运血无力，肌肤失养，则面白无华；气虚推动无力，机能减退，故声低懒言，疲倦乏力，肌肤失养；湿邪下注，则便溏；脾虚水湿泛滥，可致面浮肢肿；舌淡苔白，脉弱，均为气虚之征。

【辨证要点】 以咳嗽气喘，痰液清稀，食少便溏与气虚症状共见为辨证要点。

七、脾肾阳虚证

脾肾阳虚证是指脾肾两脏阳气亏虚表现的虚寒证候。

【临床表现】 腰膝或下腹冷痛，畏寒肢冷，久泻久痢，或五更泄泻，或下利清谷，或全身浮肿，甚则腹胀如鼓，小便不利，面色㿠白，舌淡胖，苔白滑，脉沉迟无力。

【证候分析】 多因久泻久痢，或水邪久踞，或久病耗气伤阳，以致肾阳虚衰不能温养脾阳，或脾阳久虚不能充养肾阳，最终致使脾肾阳气俱伤而成。脾肾阳气虚衰，温煦失职，则畏寒肢冷，腰膝冷痛；阴寒内盛，气机凝滞，故下腹冷痛；阳虚水气上泛，故面色㿠白；脾虚及肾，命火衰微，脾阳失于温煦，故久泻久痢；黎明之前阴气极盛，阳气未复，命门火衰，阴寒偏盛，肠中腐秽欲去，故黎明前泄泻腹痛，完谷不化，便质清冷，称为“五更泄”；因为脾肾阳气虚衰，不能温化水谷，故下利清谷；阳气虚衰，无以温化水湿，水无去路，泛溢肌肤，故全身浮肿；膀胱气化失司，则小便不利；土不制水，反受其克，则腹胀如鼓；舌淡胖，苔白滑，脉沉迟无力，均为阳虚阴盛，虚寒证常见之征。

【辨证要点】 以腰腹冷痛，久泻久痢，五更泄泻与虚寒症状共见为辨证要点。

八、肺肾阴虚证

肺肾阴虚证是指肺肾两脏阴液不足所表现的虚热证候。

【临床表现】 咳嗽痰少，或痰中带血，或声音嘶哑，口燥咽干，形体消瘦，腰膝酸软乏力，骨蒸潮热，颧红盗汗，女子月经量少、崩漏，男子遗精。舌红少苔，脉细数。

【证候分析】 多因久病咳喘、痨虫、燥热等损伤肺阴，肺虚及肾；或肾阴亏虚，房劳耗伤肾阴，肾虚及肺。

肺阴亏虚，清肃失职，故咳嗽痰少；虚热灼伤肺络，则痰中带血；虚火熏灼，咽喉失润，故口燥咽干，声音嘶哑；肾阴亏虚，失其濡养，则腰膝酸软乏力；相火偏旺，虚火内蒸，故见骨蒸潮热，颧红盗汗；阴精不足，精不化血，冲任空虚，则月经量少；若虚火内盛，迫血妄行，则女子崩漏；虚火扰动精室，故遗精；舌红少苔，脉细数等，皆为阴虚内热之征。

【辨证要点】 以干咳少痰，腰酸，遗精与虚热症状共见为辨证要点。

九、肝肾阴虚证

肝肾阴虚证是指肝肾两脏阴液亏虚所表现的阴不制阳、虚热内扰的证候。

【临床表现】 头晕，目眩，耳鸣，健忘，失眠多梦，胸胁隐痛，腰膝酸软无力，咽干口燥，两目干涩，五心烦热，盗汗，低热，颧红，男子遗精，女子月经量少。舌红少苔，脉细数。

【证候分析】 多由久病失调，房事不节，情志内伤等引起。肝肾阴虚，水不涵木，肝阳上亢，扰动清窍，则头晕，目眩；肾精不足，不能濡养清窍，髓海失养，则耳鸣，健忘；虚热内扰，心神不安，故失眠多梦；肾阴不足，筋脉失养，故腰膝酸软无力；肝阴亏虚，肝脉失养，致胸胁隐痛；内迫营阴，则盗汗；肝肾阴虚，不能上达，目失濡养，则两目干涩；虚火扰动精室，精关不固，则见遗精；肝肾阴伤，则冲任空虚，而经量减少；咽干口燥，五心烦热，低热，颧红，舌红少苔，脉细数等，皆阴虚失濡，虚热内炽之征。

【辨证要点】 以胸胁隐痛，腰膝酸软，眩晕耳鸣与虚热症状共见为辨证要点。

十、肝脾不调证

肝脾不调证，又称肝郁脾虚证，是指肝失疏泄，脾失健运所表现的证候。

【临床表现】 胸胁胀满窜痛，喜太息，情志抑郁或急躁易怒，纳呆腹胀，便溏不爽，肠鸣矢气，或腹痛欲泻，泻后痛减，或大便溏结不调，舌苔白或腻，脉弦或缓。

【证候分析】 多由情志不遂，郁怒伤肝，或饮食不节，劳倦伤脾而引起。肝失疏泄，经气郁滞，故胸胁胀闷窜痛；气机郁结不畅，故情志抑郁，喜太息；若气郁化火，则急躁易怒。脾运失健，气机郁滞，故纳呆腹胀；水谷不化，气滞湿阻，则便溏不爽，肠鸣矢气，或大便溏结不调；肝郁气滞横逆犯脾，运化失调，致使气机不畅则腹痛欲泻；排便后气机得畅，故泻后痛减。本证寒热现象不显，故仍见白苔；若湿邪内盛，可见腻苔；脉弦或缓，为肝失柔和、肝郁脾虚常见之征。

【辨证要点】 以胸胁胀痛，腹胀，便溏与情志抑郁症状共见为辨证要点。

十一、肝胃不和证

肝胃不和证，又称肝气犯胃证、肝胃气滞证，是指肝失疏泄，横逆犯胃，胃失和降表现的证候。

【临床表现】 胃脘、胁肋胀痛或窜痛，胃脘痞满，呃逆，嗳气，吞酸嘈杂，饮食减少，情绪抑郁，善太息，或烦躁易怒，舌淡红，苔薄白或薄黄，脉弦。

【证候分析】 多因情志不舒，肝气郁结，横逆犯胃，胃失和降。肝气郁结，肝失疏泄，横逆犯胃，胃气郁滞，故胃脘、胁肋胀满疼痛，走窜不定，胃脘痞满；胃气上逆，胃失和降，则呃逆，嗳气；肝胃气滞，郁而化火，故吞酸嘈杂；胃受纳失职，故饮食减少；肝失疏泄，故情绪抑郁，善太息，甚则气郁化火，柔顺失和，则烦躁易怒；苔薄白，脉弦，为肝气郁滞所致；苔薄黄，为气郁化火之征。

【辨证要点】 以脘胁胀痛，嗳气吞酸，情志抑郁与气滞症状共见为辨证要点。

十二、肝火犯肺证

肝火犯肺证，又称木火刑金证，是指肝火炽盛，上逆犯肺，肺失清肃所表现的实热证候。

【临床表现】 胸胁灼痛，急躁易怒，头胀头晕，面红目赤，胸中烦热，口苦口干，咳嗽阵作，痰黄黏稠量少，甚则咳血。舌红苔薄黄，脉弦数。

【证候分析】 多由郁怒伤肝，气郁化火上逆；或肝经热邪上逆犯肺，肺失清肃所致。肝脉贯膈上肺，肝气升发太过，气火上逆，循经犯肺，便成肝火犯肺证。肝性升发，肺主肃降，升降相配，对于调节气机的平衡，具有主要作用。

肝气郁结，气郁化火，热壅气滞，则胸胁灼痛；肝失柔和之性，故急躁易怒；气火内郁，则胸中烦热；热蒸胆气上溢，故自觉口苦口干；肝火上炎，气血上逆，可见头胀头晕，面红目赤；肝火时动上逆循经犯肺，肺失清肃，气机上逆，则咳嗽阵作；火热灼津，炼液为痰，故痰黄黏稠量少；火灼肺络，络伤血溢，则为咳血；舌红苔薄黄，脉弦数皆为肝经火内炽之征。

【辨证要点】 以胸胁灼痛，急躁易怒，咳嗽，咳血与实热共见症为辨证要点。

（甘慧娟　张　锁）

第九章　经络辨证

经络辨证，是以经络学说为理论依据，根据经络的循行分布及其与脏腑的联系，对临床出现的症状、体征进行综合分析，推断疾病发生于何经、何脏、何腑，从而进一步确定病变性质及其发展趋势的一种辨证方法。

经络辨证在针灸、推拿、骨伤等专科中更为常用，其主要包括十二经脉病证和奇经八脉病证。

第一节　十二经脉病证

十二经脉包括手、足三阴经和手、足三阳经。十二经病证有一定规律可循，可表现为本经经脉循行部位和所属脏腑的病变。掌握其规律和特点，便有助于推求病变所在的经络及脏腑。

一、经络循行部位的症状

经脉受邪，经气不利，所现病证多与其循行部位有关。例如，足太阳膀胱经受邪，可见项背、腰脊、腘窝、足跟等处疼痛。

二、经络及所属脏腑症状

经络受病可影响脏腑，脏腑病变可反映于经络，而常表现为所属脏腑的病候与经脉循行部位的症状相兼。例如，手太阴肺经病证，可见咳喘气逆、胸满、臑臂内侧前缘疼痛等，并常在肺俞、中府等穴出现压痛感。

三、多经合病的症状

一经受邪，可影响其他经脉，表现为多经合病的症状。例如，脾经有病可见胃脘疼痛，食后作呕等胃经症状；足厥阴肝经受病，可出现胸胁满痛，呕逆，飧泄，癃闭等症。

第二节　奇经八脉病证

奇经八脉，即冲、任、督、带、阳维、阴维、阳跷、阴跷八条经脉。奇经八脉具有联系十二经脉，调节人体阴阳气血的作用。奇经八脉的病证，由其所循行的部位和所具有的特殊功能所决定。

督脉总督一身之阳，任脉总任一身之阴，冲脉为十二经之海，三脉皆起于下极而一源三歧，与足阳明胃经、足少阴肾经联系密切；冲、任、督脉的病证，常与人的先、后天真气有关，并常反映为生殖功能的异常。故调理冲任可以治疗妇女月经不调、不孕、滑胎流产等；温养督任可以治疗生殖功能衰退等。带脉环绕腰腹，其病常见腰脊绕腹而痛、子宫脱垂、赤白带下等。阳跷为足太阳之别，阴跷为足少阴之别，能使机关矫健。其病多表现为肢体痿痹无力、运动障碍。阳维脉起于诸阳会，以维系诸阳经；阴维脉起于诸阴交，以维系诸阴经，故为全身之纲维。阳维脉为病，多见寒热；阴维脉为病，多见心胸、脘腹、阴中疼痛。

（刘国萍）

第十章 六经辨证

六经辨证，源于《伤寒论》，是东汉张仲景在《素问·热论》六经分证的基础上，结合伤寒病证的特点和传变规律总结的外感病的辨证方法之一。

六经辨证，将外感病演变过程中所表现的各种证候，以阴阳为纲，分成三阳病证和三阴病证两大类。三阳病证包括太阳病证、阳明病证和少阳病证；三阴病证包括太阴病证、少阴病证和厥阴病证。

第一节 六经病证的基本内容

一、太阳病证

太阳病证是外感风寒初期所表现的证候。太阳经脉循行于项背，主一身之表，为诸经之藩篱。太阳病证包括太阳经证（中风证、伤寒证）和太阳腑证（蓄水证、蓄血证）。

（一）太阳经证

1. 太阳中风证 是指风寒邪气侵袭，以风邪为主，营卫失调所表现的证候。

【临床表现】 发热，恶风，头痛，脉浮缓，自汗出，有时可见鼻鸣干呕。

【证候分析】 太阳主表，统摄营卫，风邪外袭，营卫失调，肌表失于温煦则恶风；风为阳邪，邪正交争于表，则发热；风性开泄，卫外不固，营阴不能内守，则自汗出；汗出肌腠疏松，营阴不足，脉道松弛，故脉浮缓；鼻鸣，干呕，乃是风邪袭表，表气不利，肺胃之气不和之象。

【辨证要点】 以发热，恶风，自汗出，脉浮缓为辨证要点。

2. 太阳伤寒证 是指寒邪袭表，卫阳被束，营阴郁滞所表现的证候。

【临床表现】 恶寒，发热，头项强痛，体痛，无汗而喘，脉浮紧。

【证候分析】 外感寒邪，束于肌表，卫阳被郁，温煦失职，故见恶寒；邪正交争，卫阳奋起抗邪，故见发热；寒凝收引，营阴郁滞，太阳经气不利，故见头项、肢体骨节疼痛；寒束于表，腠理闭塞，邪闭于外，肺气不利，故见无汗而喘；正气欲驱邪于外而寒邪紧束于表，故脉浮紧。

【辨证要点】 以恶寒，发热，头身疼痛，脉浮紧为辨证要点。

（二）太阳腑证

1. 太阳蓄水证 太阳经邪不解，邪与水结，膀胱气化不行，水气停蓄所表现的证候。

【临床表现】 发热，恶寒，汗出，小腹满，小便不利，口渴，或水入则吐，脉浮或浮数。

【证候分析】 太阳经证未解，故见恶寒，发热，脉浮等太阳经证表现。邪热内传入腑，与水内结于膀胱，水气不化，故小腹满，小便不利。寒邪与水互结，气不化津，津不上承，故见口渴。水停不化，可见水入则吐。太阳表邪不解，脉气鼓动于外，故见脉浮或浮数。

【辨证要点】 以太阳经证，与小腹满、小便不利并见为辨证要点。

2. 太阳蓄血证 是指太阳经邪化热内传，邪热与瘀血结于少腹所表现的证候。

【临床表现】 少腹急结或硬满，小便自利，如狂或发狂，善忘，大便色黑如漆，脉沉涩或沉结。

【证候分析】 太阳经证不解，邪热内传，与瘀血搏结于少腹，故少腹急结，硬满。瘀热上扰心神，轻则如狂，善忘，重则发狂。瘀热下行，从大便而出，见大便色黑如漆。邪在血分，膀胱气化正常，故小便自利。脉沉涩或沉结，为瘀热内阻，脉道不畅引起。

【辨证要点】 以少腹急结或硬满，小便自利，如狂便黑为辨证要点。

二、阳明病证

阳明病证，是指伤寒病发展过程中，阳热亢盛，胃肠燥热所表现的证候。由于邪热内实的病机不同，临床又分为阳明经证和阳明腑证。

（一）阳明经证

【临床表现】 身大热，大汗出，大渴引饮，面赤心烦，舌苔黄燥，脉洪大。

【证候分析】 邪入阳明，燥热亢盛，故周身大热；阳明之脉荣于面，热势上腾，故面赤；热迫津液外泄，故大汗出。汗出而津不能继，故大渴引饮。阳明热盛，蒸灼于心神，故心烦。热甚伤津，故舌苔黄燥。热迫经脉，故脉来洪大。

【辨证要点】 以身大热，汗大出，口大渴，脉洪大为辨证要点。

（二）阳明腑证

【临床表现】 日晡潮热，手足濈然汗出，脐腹部胀满疼痛，大便秘结，甚者谵语、狂乱、不得眠，舌苔多厚黄干燥，边尖起芒刺，甚至焦黑燥裂。脉沉迟而实，或滑数等。

【证候分析】 阳明的经气旺于日晡，而四肢禀气于阳明，腑中实热，弥漫于经，故日晡潮热，手足濈然汗出；热与糟粕结而不通，则脐腹部胀满疼痛，大便秘结。邪热炽盛扰动心神，则现谵语、狂乱、不得眠。热内结而津液被劫，故苔黄干燥、起芒刺或焦黑燥裂。燥热内结于肠，脉道壅滞而邪热又迫急，故脉沉迟而实，或滑数。

【辨证要点】 以日晡潮热，手足濈然汗出，大便秘结，腹胀满硬痛，苔黄燥，脉沉实等为辨证要点。

三、少阳病证

少阳病证指邪犯少阳胆腑，正邪交争所表现的半表半里的热证证候，又称半表半里证。

【临床表现】 口苦、咽干、目眩，往来寒热，胸胁苦满，默默不欲饮食，心烦喜呕，脉弦等。

【证候分析】 少阳阳气较弱，邪正相争，正胜则发热；邪胜则恶寒，邪正互有胜负，故寒热往来；少阳受病，邪热熏蒸，胆热上泛则口苦，津为热灼则咽干，少阳风火上逆，故目眩；少阳之脉布于胁肋，邪郁少阳，经气不利，故胸胁苦满；胆热木郁，横犯胃腑，胃气上逆，故默默不欲饮食，甚或时时欲呕；胆热上逆，内扰心神，故心中烦扰；胆气被郁，脉气紧张，是以脉弦。

【辨证要点】 以口苦，咽干，目眩，寒热往来，胸胁苦满，脉弦为辨证要点。

四、太阴病证

太阴病证指脾阳不足，邪从寒化，寒湿内生所表现的里虚寒证候。

【临床表现】 腹满而吐，食不下，自利，口不渴，时腹自痛。或舌苔白腻，脉沉缓而弱。

【证候分析】 脾土虚寒，气机不利，则腹部满闷；寒邪阻滞，则腹痛阵发；寒湿中阻，升降失常，故食不下或时欲吐；寒湿下注，水走肠间，则自利。脾胃寒湿，故口多不渴。寒湿之邪，弥漫太阴，故舌苔白腻、脉沉缓而弱。

【辨证要点】 以腹满时痛，自利，口不渴为辨证要点。

五、少阴病证

少阴病证是外感病后期出现的全身性阴阳衰惫所表现的证候。少阴病既可从阴化寒，又可从阳化热，因此临床上有少阴寒化证和少阴热化证两种不同证候。

（一）少阴寒化证

少阴寒化证指阳气不足，病邪入内，从阴化寒，呈现出全身性的虚寒表现的证候。

【临床表现】 无热恶寒，脉微细，但欲寐，四肢厥冷，下利清谷，呕不能食，或食入即吐，脉微欲绝，甚则身热反不恶寒，面赤。

【证候分析】 少阴阳气衰微，阴寒独盛，故无热恶寒；阳气衰微，神气失养，故见但欲寐疲惫之态；阳衰寒盛，外不能温煦四肢，则四肢厥冷；内不能温运于脾胃，故下利清谷，呕不能食，或食入即吐；若阴寒盛极，格阳于外，虚阳外浮，则表现出身热反不恶寒，或面红如妆的假热之象；心肾阳衰，不能鼓动血行，故脉微细，甚则欲绝。

【辨证要点】 以无热恶寒，脉微细，但欲寐，四肢厥冷，下利为辨证要点。

（二）少阴热化证

少阴热化证指邪入少阴，阴虚阳亢，从阳化热所表现的证候。

【临床表现】 心烦不得眠，口燥咽干，舌尖红赤，脉细数。

【证候分析】 少阴热化证是阴虚阳亢，与少阴寒化证的阳微阴盛截然不同。邪入少阴，从阳化热，灼伤阴液，不能上承，故口燥咽干；水亏则不能上济于心，而心火独亢，阳亢不入于阴，阴虚不受阳纳，心肾不交，水火失济，则心烦不寐。舌尖红赤，脉细数均为阴虚阳亢的表现。

【辨证要点】 以心烦不得眠，舌尖红赤，脉细数等为辨证要点。

六、厥阴病证

厥阴病证，是指病至厥阴，出现阴阳对峙，寒热交错，厥热胜复为主要表现的证候。

【临床表现】 消渴，气上冲心，心中疼热，饥而不欲食，食则吐蛔。

【证候分析】 厥阴为阴尽阳生，其特点是阴阳各趋其极。足厥阴肝经属肝络胆而挟胃，肝气上逆，阳热趋上，阳并于上则上热，故见消渴，气上冲心，心中疼热等上焦热扰津伤的上热表现；阴寒趋下，阴并于下则下寒，运化失职，故见饥而不欲食等脾胃虚寒的表现，若强食则吐；由于上热下寒，蛔虫不安而窜动，则可随呕吐而出。

【辨证要点】 以心中疼热，饥而不欲食等上热下寒表现为辨证要点。

第二节　六经病证的传变

六经病证循着一定的趋势发展和变化，称之传变。六经病证的传变，取决于正气的强弱、感邪的轻重、治疗是否得当等方面的因素。六经病证的传变方式表现为传经、直中、合病、并病等。

一、传　　经

病邪从外侵入，逐渐由表向里传变，由一经证候转变为另一经证候，称为“传经”。传经方式有以下三种：

1. 循经传 指按六经顺序相传。如太阳病不愈，传入阳明，阳明不愈，传入少阳；三阳不愈，传入三阴，首传太阴，次传少阴，终传厥阴。亦有按太阳→少阳→阳明→太阴→厥阴→少阴相传者。

2. 越经传 指不按上述循经次序，隔一经或隔两经相传。如太阳病不愈，不传少阳而传阳明，或不传少阳、阳明而直传太阴。越经传的原因，多为病邪旺盛，正气不足。

3. 表里传 指相为表里的经相传。例如太阳传入少阴，阳明传入太阴，少阳传入厥阴。表里相传，是邪盛正虚，由实转虚，病情加重之兆；从阴经传到阳经这，则为正能胜邪，病情向愈。

二、直　　中

凡病邪初起不从阳经传入，而直接侵犯阴经发病，表现出三阴经证候，称为直中。

三、合　病

两经或三经的病证同时出现，称为合病，例如太阳病伤寒证或中风证和阳明病同时出现，为“太阳阳明合病”，三阳经同病的为“三阳合病”等。

四、并　病

一经证候未罢，又出现他经证候，两经证候合并出现，称为并病。并病的两经证候出现有先后之分。例如：太阳阳明并病或太阳少阳并病，乃先出现太阳证候，而后出现阳明或少阳证候。

（刘国萍）

第十一章　卫气营血辨证

卫气营血辨证是适用于外感温病的一种辨证方法，为清代温病学家叶天士创立，弥补了六经辨证的不足，丰富了外感病辨证学的内容。叶天士说："大凡看法，卫之后，方言气。营之后，方言血。"指出病邪由卫入气，由气入营，由营入血，病情逐渐加重。卫分主表，病位在肺与体表；气分主里，病位在肺、胸膈、胆、三焦、胃、肠等脏腑；营分为热邪进入心营，病位在心与包络；血分为热邪深入血分，动血耗血，瘀热内阻，病位在心、肝、肾，病情危重。

第一节　卫气营血病证的基本内容

一、卫　分　证

卫分证指温热病邪侵犯肤表，卫气功能失常所表现的表热证候。

【临床表现】　发热，微恶风寒，舌边尖红，脉浮数；常伴有头痛，口干微渴，咳嗽，咽喉肿痛等症。

【证候分析】　温热病邪，外袭肤表，卫为邪郁，故见发热，微恶风寒。阳邪上扰清窍，故见头痛；热伤津液，故初起即见口干微渴；肺失宣降，故咳嗽；咽喉为肺之门户，温热上灼，故咽喉肿痛。温邪袭表，故舌边尖红，脉浮数。

【辨证要点】　以发热，微恶风寒，舌边尖红，脉浮数为辨证要点。

二、气　分　证

气分证指温邪入里，影响人体气的生理功能所产生的病变。

【临床表现】　发热，不恶寒反恶热，舌红苔黄，脉数；常伴有心烦、口渴、尿赤等症。或兼咳喘、胸痛、痰稠色黄，或兼心烦懊侬、坐卧不安，或兼烦闷、渴甚、脉数、苔黄燥，或兼下利、谵语等。

【证候分析】　邪入气分，正邪剧争，则发热，且邪在里而不在表，故不恶寒反恶热；气分热炽故尿赤；热盛伤津则口渴；热扰心神则心烦；舌红、苔黄、脉数，为气分里热之征。由于邪入气分所犯脏腑、部位不同，而兼有不同的表现。若热壅于肺，肺失清肃，气机不利，故咳喘、胸痛、喘急；肺热炼液成痰，故痰稠色黄。若热扰胸膈，故心烦懊侬，坐卧不安。若热在于胃，胃中津液被热所灼，则烦闷、渴甚。若热下迫大肠，则见下利、谵语。

【辨证要点】　以发热，不恶寒反恶热，舌红苔黄，脉数为辨证要点。

三、营　分　证

营分证指温热病邪内陷，引起营阴受损，心神被扰所表现的证候。

【临床表现】　身热夜甚，口干反不甚渴饮，心烦不寐，甚或神昏谵语，斑疹隐隐，舌质红绛，脉细数。

【证候分析】　邪热入营，劫灼营阴，则身热夜甚而脉细数；营热蒸腾则口干不甚渴饮而舌质红绛；营热及血，热窜血络则斑疹隐隐；营气通于心，心神被扰，则心烦不寐，甚或神昏谵语。

【辨证要点】　以身热夜甚，心烦或谵语，舌质红绛为辨证要点。

四、血 分 证

血分证指以耗血、动血为特征所表现的证候，是温热病发展过程中最为深重的阶段，是卫气营血病变的最后阶段。

【临床表现】 身灼热，躁扰不安，甚或神昏谵狂，斑疹显露，色紫黑，吐血、衄血、尿血，舌质深绛或紫，脉细数。

【证候分析】 热入血分，血热炽盛，故身灼热；血热扰心，故躁扰不安，甚或神昏谵狂；血分热极，迫血妄行，故现出血诸症；血热炽盛，耗血炼血，热瘀交结，阻滞脉络，故斑疹色紫黑，舌深绛；实热伤阴耗血，故脉见细数。

【辨证要点】 以身灼热，斑疹及出血见症、舌质深绛为辨证要点。

第二节　卫气营血病证的传变

温热病卫气营血的传变规律，一般是由浅入深，由表及里，由轻转重。主要有顺传和逆传两种传变方式。

一、顺 传

顺传是指温热病邪按照卫分→气分→营分→血分的次序传变。顺传标志着病邪由表入里、由浅入深，病情逐渐加重，此为温病发展演变的一般规律。

二、逆 传

逆传指温热病邪不按照上述次序及规律传变。如卫分证不经气分，而邪陷心包或直传营分、血分；常提示邪气太盛或正气太虚，传变迅猛，病情重笃。

此外，还可以表现为卫气营血病证的兼夹，如卫分证未罢，又出现气分证，即“卫气同病”；气分证未罢，又出现营、血分证，即“气营（血）两燔”等。

（刘国萍）

第十二章　三焦辨证

三焦辨证是清代医家吴鞠通创立的一种诊治温热病的辨证方法。三焦辨证将外感温病的各种证分别纳入上焦病证、中焦病证、下焦病证，着重阐明了三焦所属脏腑在温病过程中的病理变化、临床表现、证候特点及其传变规律。其中，上焦病证主要包括手太阴肺和手厥阴心包的病变，中焦病证主要包括足阳明胃、足太阴脾及手阳明大肠的病变，下焦病证主要包括足少阴肾和足厥阴肝的病变。

第一节　三焦病证的基本内容

一、上焦病证

上焦病证是指温邪侵袭手太阴肺和手厥阴心包所表现的证。

【临床表现】 发热，微恶风寒，微汗出，头痛，咳嗽，鼻塞，口渴，舌边尖红，脉浮数；或但热不寒，多汗，烦躁口渴，咳嗽，气喘，苔黄，脉数；甚则高热，神昏，谵语，舌謇，肢厥，舌质红绛。

【证候分析】 温邪由口鼻而入，鼻通于肺，肺失宣肃，卫气郁遏，故见发热，微恶风寒，咳嗽，鼻塞；邪热蒸津外泄，则汗出；津伤则口渴；温邪上扰清窍则头痛；温邪在表，则舌边尖红，脉浮数等。若邪热已由表入里，故但热不寒；邪热内盛，则多汗，烦躁口渴；邪热入里，热盛肺壅，肺失肃降，气逆于上，故见咳嗽，气喘；肺热内盛，则苔黄，脉数。若肺经之邪不解，逆传心包，心神受扰，舌为心窍，则见神昏，谵语，舌謇；里热壅盛，故见高热；邪热内郁，阳气被遏，不达于四末，故见肢厥；热灼营阴，则舌质红绛。

二、中焦病证

中焦病证是指温邪侵犯中焦脾胃，从燥化或从湿化所表现的证。

【临床表现】 身热气粗，面红目赤，腹满便秘，渴欲饮冷，口燥咽干，唇裂舌焦，小便短赤，苔黄燥或焦黑，甚则神昏谵语，脉沉实有力；或身热不扬，头身困重，胸脘痞闷，泛恶欲呕，小便不利，大便不溏泄，舌苔黄腻，脉细而濡数。

【证候分析】 温邪内入阳明，燥热炽盛，故见身热；邪热壅盛，故气粗；热性炎上，故面红目赤；热炽津伤，故渴欲饮冷，口燥咽干，唇裂舌焦，小便短赤；胃肠津亏，燥屎内停，故见腹满便秘；侵扰心神，故见神昏谵语；苔黄燥或焦黑，脉沉实有力，为热结津亏之征。温邪内犯太阴，中焦湿热蕴郁，热蒸于湿，湿郁于肌腠，故身热不扬；湿性重着，留于肌腠，故头身困重；湿热阻滞中焦，故见胸脘痞闷，泛恶欲呕，大便溏泄；舌苔黄腻，脉细而濡数，为湿热内蕴之象。

三、下焦病证

下焦病证是指温邪犯及下焦，以劫夺肝肾之阴为主所表现的证。

【临床表现】 身热，手足心热甚于手足背，颧红，口舌干燥，神倦，耳聋，舌红少苔，脉虚大；或见手足蠕动，或瘛疭，心中憺憺大动，神倦，脉虚，舌绛苔少，甚或时时欲脱。

【证候分析】 温病后期，邪热深入下焦，损及肝肾之阴。肾阴亏耗，虚热内生，故见身热，手足心热甚于手足背，颧红；肝肾阴精既耗，神失充养，故神倦；耳失充养，故耳聋；口舌干燥，舌红少苔，脉虚大，为阴虚内热之象。肾阴被灼，水不涵木，筋失所养，虚风内动，故手足蠕动，甚或瘛疭；心中憺憺大动系阴虚水亏，虚风内扰所致；神倦，脉虚，舌绛苔少，甚或时时欲脱均为阴精耗竭之象。

第二节 三焦病证的传变

三焦病证的传变与否，取决于病邪的轻重和机体正气的强弱。病邪盛，或正气虚，则传变易于发生。主要有顺传和逆传两种形式。

一、顺 传

其传变一般多由上焦手太阴肺经开始，继而传入中焦，最后传入下焦，此为“顺传”，提示病邪由浅入深，病情由轻转重。

二、逆 传

若温热病邪由肺卫直接传入手厥阴心包经，此为“逆传”，说明邪热炽盛，病情重笃。

三焦病证的传变过程，并不是固定不变的。有的病犯上焦，经治而愈，并无传变；有的又可自上焦径传下焦，或由中焦再传肝肾，也有的初起即见中焦太阴病症状，也有的发病即见厥阴病症状。此外，还有两焦症状互见和病邪弥漫三焦，临床当灵活掌握。

（姚 涛）

第十三章　中医诊断思维与应用

中医在诊断疾病的活动中表现的思维，称为中医思维。中医诊断治疗的过程就是辨证施治的过程，中医诊断包括病情资料的采集、整理、分析、辨证方法的选用和得出辨病、辨证结论等环节。

第一节　中医诊断思维方法与过程

中医诊断是医生的主观思维对客观存在的病证本质的认识。其基本思维形式包括分析、综合、归纳、推理与判断。中医诊断不仅是抽象（逻辑）思维，而且还存在着形象（直觉）思维、灵感（顿悟）思维等非逻辑思维方式。如中医的“揆度奇恒”“司外揣内”“援物比类”“假物取譬”“辨证求因”等都是不同思维方法的具体体现。

一、中医诊断基本思维方法

中医诊断的基本思维方法包括比较法、类比法、分类法、归纳法、演绎法、反证法、模糊判断法等。

（一）比较法

比较法是区分患者的某些临床症状之间或某些证之间的相同点或不同点，一方面可以提高临床资料来源的准确性，另一方面可以进一步确定证的性质、部位和所处阶段。例如，同为食少，通过比较可以进一步明确是新病食少还是久不欲食，进食无味，食后痞胀，饥不欲食，厌油腻。

（二）类比法

类比法是将患者的临床表现和某一常见的证进行比较，如两者主要特征相吻合，诊断便可成立。例如，少气懒言，神疲乏力，自觉有气下坠感，或内脏下垂，或有脱肛、阴挺等，为气陷证的常见症状，临床出现这些症状时，即可诊断为气陷证。

（三）分类法

分类法是根据临床症状或病证之间的共同点和差异点，将其区分为不同种类的方法。分类法以比较法为基础，必须遵循相应相称、统一标准、逐级进行的原则。分类反映了认识水平的深浅。中医学中不同的辨证方法，某一辨证方法中不同证的分类等，都是分类法的具体体现。

（四）归纳法

归纳法是将患者表现的各种症状、体征，按照辨证的基本内容进行归类，归纳出各症状、体征所反映的共性特征，从而抓住病证本质的思维方法。当病情资料很多或者比较复杂时，最宜采用归纳法。例如，午后两颧潮红者，多属阴虚；盗汗多见于阴虚证；脉细多见于虚证或湿邪为病；脉数多见于热证，亦见于里虚证。当患者出现两颧潮红、盗汗、脉细数等症状时，其反映的共性特征为阴虚，故患者阴虚的可能性最大。

（五）演绎法

演绎法是运用从一般到个别、从抽象到具体的思维，对病情进行层层深入的辨证分析、推理的方法。例如，患者主诉“咳嗽 3 天”，知其为新感，病在肺系；今起但发热不恶寒，面赤，舌红，脉滑数，知其表证已除，入里化热；同时，痰多黄稠、脉滑数为痰热的表现，故本证为痰热壅肺。

（六）反证法

反证法是寻找不属于某证的依据，通过否定其他诊断而达到确定某一诊断的目的。例如，《伤寒论》第 61 条云："下之后，复发汗，昼日烦躁不得眠。夜而安静，不呕，不渴，无表证，脉沉微，身无大热者，干姜附子汤主之。"仲景用不呕否定其为少阳病证，用不渴否定其为阳明病证，用无表证否定其为太阳病证，结合脉沉微、身无大热，诊断其为少阴病证。

（七）模糊判断法

模糊判断法是通过对多种不够精确、非特征性的模糊信息，进行模糊的综合评判，而达到明确诊断的思维方法。许多临床表现是难以精确表达的模糊信息，如少神、体倦、痞满、气短、麻木，脉象弦缓，舌象淡红等，缺乏客观、定量的依据，有很大的模糊性和不确定性，其所主的病、证，更不是简单的是非判断。所以临床诊断时，应将各种症状有机地联系起来做相关分析，进行模糊运算，求得病、证诊断的"近似值"。中医诊断常用的这种模糊判断法看似不够精确，但由于它是对各种信息进行了综合分析而做出的评判，因而能从整体上达到认识事物本质的目的。

二、中医诊断的思维过程

四诊是采集临床信息的方法，辨证是根据采集的信息辨别为某一特定的证的过程。

在诊断疾病的过程中，必须做到重视主症，以主症为中心进行临床资料收集，有利于突出重点、主次分明；全面分析，对病情进行综合分析以达到全面认识病症的本质；把握特征性病症，注意某些具有特殊意义的病症。

（一）四诊信息的采集与分析

1. 必要性资料 这类资料对某些疾病或证的诊断是不可或缺的，一旦缺失就不能诊断为该病或该证。例如，咳嗽、气喘是诊断病位在肺的必要性资料。

2. 特征性资料 这类资料仅见于某种病或证，而不见于其他的病或证，但该种病证又并非都出现这类症状。例如，但欲漱水不欲咽仅见于血瘀证；犬吠样咳嗽仅见于白喉。

3. 偶见性资料 这类资料在某一病证中的出现概率较小，只具有可能性，随个体差异、病情变化而定。此类资料对于诊断某一病证的价值不大，如咳嗽或咽痛对于表证即为偶见性资料。

4. 一般性资料 指某类症状对某病证的诊断既非必备性又非特异性，只是作为诊断的参考。例如，头晕、纳呆等可见于许多病证，只有与其他资料结合起来时，方显示具体的诊断意义。

5. 否定性资料 指某些症状或阴性资料，对于某些病或证的诊断具有否定意义。例如，发热、口渴、面红、脉洪大并见对于寒证的诊断有否定意义；本恶寒而后不恶寒者，可否定表证仍在。

（二）辨证方法的综合应用

1. 各种辨证方法的关系 各种辨证方法由于形成的时代与条件不同，因而在内容归纳、理论特点、适用范围等方面存在差异。应全面把握各种辨证方法的内容与特点，并综合进行运用。

辨证方法之间的关系见图 13-1：

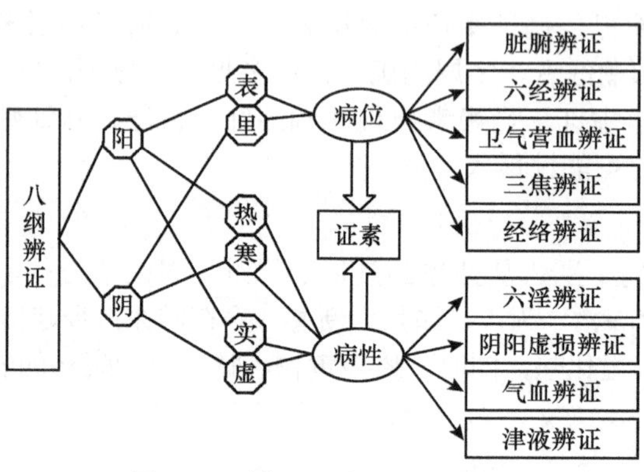

图 13-1 辨证方法之间的关系

八纲辨证是辨证的基本纲领，表里、寒热、虚实、阴阳可以从总体上分别反映证的部位、性质和类别。脏腑辨证、经络辨证、六经辨证、卫气营血辨证、三焦辨证，是八纲中辨表里病位的具体深化，即以辨别病变现阶段的病位（含层次）为纲，以辨病性为具体内容。

辨病性则是八纲中寒热、虚实辨证的具体深化，即以辨别病变现阶段的具体病理性质为主要目的，自然也不能脱离脏腑、经络等病位。

2. 辨证诊断的要求

（1）内容要准确全面：一个规范的证名，应当包括病位和病性。但对于病位笼统，或病位已包含在病名诊断中者（如皮肤病、肛肠病、骨折病、痈疽等），可不标明病位，但病性绝不可少。

（2）证名要精练规范：证名力求简洁扼要、精练确切、结构严谨、符合逻辑，这样才能表达规范证的内涵。习惯上证名由2～4个字组成，如表证、血虚证、肝郁脾虚、肝胃不和等。

（3）证候变则证名亦变：病情的变化，有可能提示病变本质已有差异。因此，一旦证候变化，其证名诊断也应随之而变。不能把证名诊断固定在一个时间或空间，而应进行动态辨识。

（4）不受证型的拘泥：临床较为常见、典型的证，可称为证型。书本所列各证，都是常用的、公认的、规范典型的证（型）。临床辨证不能墨守成规、生搬硬套，要突破分型的局限，根据实际证候，实事求是概括出正确的证名，做到证名诊断与实际病情相符。

（三）疾病诊断的思路与方法

1. 疾病诊断的意义　疾病诊断就是在中医理论指导下综合分析四诊收集的临床资料，确定疾病的病种，并对该病种的特点和规律进行整体判断的思维过程，也称为“辨病”或“诊病”。

病名是中医学在长期临床实践中产生和发展起来的重要概念，是中医学体系中的重要内容。病名代表着该具体病种的本质及特征，因而病名诊断是中医诊断不可缺少的部分。由于证的诊断较难体现疾病发生发展的演变规律，因而疾病诊断不能由辨证（证名）代替；同时，由于中、西医学的理论体系、文化背景等存在较大差异，因此也不能用西医病名代替中医病名。

（1）把握病变规律：由于每一种病都有各自的本质与规律，其病因可查、病机可究、规律可循、治法可依、预后可测。因而，明确疾病诊断，便可以根据该病演变发展的一般规律，把握全局，有利于对该病的本质认识和辨证论治，掌握诊疗的主动权。

（2）针对疾病治疗：确定了病名，便可根据该病的特点与规律将辨证范围大致限定于其常见证型当中，从而缩小辨证的范围，减少辨证的盲目性。针对“病”所进行的专法、专方、专药治疗，是中医学的重要内容。专法、专方、专药对疾病的治疗有很强的针对性，可以大大提高临床疗效。此外，同病异证时，除了根据不同证选用不同的治法、方药之外，还应结合病的特点治疗。

2. 疾病诊断的一般途径　病情的表现复杂而多样，但是任何疾病都有其发病、病状、病程演变等方面的规律和特点，而这些规律是可以被把握的。

（1）主要依据发病特点辨病：患者年龄、性别、发病特点等的不同，常可提示或缩小诊病的范围。例如，新生儿出现黄疸称为胎黄，除却轻微者属生理现象之外，多属血疸范畴。

（2）主要依据病因病史辨病：若能确定导致疾病发生的特殊原因，对疾病诊断极为有益。例如，因食用蚕豆后出现腹痛、尿血、黄疸者，为蚕豆黄。

（3）主要依据主症或特征症辨病：主症及特征症是许多疾病诊断的主要线索和根据。例如，痄腮以腮部肿胀、疼痛为主要表现；哮病必有喉间哮鸣有声、呼吸喘促的主症。

（4）主要依据特发人群辨病：妇女有经、带、胎、产、杂病，育龄妇女就诊，应考虑此类疾病。男性有遗精、阳痿、早泄、不育等特发疾病；生活于西北、沙漠等干燥地区者，易感燥邪致病。

第二节　中医诊断思维的应用

辨证论治是中医学的基本特点之一，中医学的临床诊疗体系包括病、证、症的诊断与治疗。中医临床诊断的整个过程，是在整体观念指导下进行的，其辨别的内容除了辨病、辨证、辨症之外，还要考虑个体的差异、人与自然的关系、疾病发生发展的机理以及病、证的动态变化，即是说中医临床诊断还要辨“人”和辨“机”，概括为“五辨”。

一、辨　　症

（一）症的有无

四诊合参是保证四诊信息可靠性的前提，四诊信息不准确常导致误诊或漏诊的发生，如望诊、闻诊的缺少，脉诊不规范等，往往导致症的信息缺失或对症的判断失误。

（二）症的轻重

疾病的临床表现十分复杂，对于症的轻重的判断是把握疾病主要矛盾和矛盾主要方面的重要依据，也是疗效评价的重要依据。

（三）症的真假

由于疾病的复杂性，临床所表现的症状或体征存在着真假的现象，如神疲乏力却动后稍舒、口干咽干却见舌苔滑腻等，对于症的真假的判断与四诊信息采集手段和能力密切相关。

（四）症的偏全

四诊信息的全面与否决定了诊断的完整性和正确性，如发热的特点及是否兼有恶寒、汗出情况等对判断表里、寒热具有重要参考意义。因此，在临床诊断过程中应重视兼症的收集。

（五）症的缓急

疾病通常伴有并发症出现，则有症的缓急之分。疾病的缓急表现于发病形式，取决于正邪力量对比及邪气的性质，也与发病诱因及体质相关。一般而言，外感病变较急，内伤病变较缓。

二、辨　　证

（一）证的有无

证是立法的重要依据。证的确立需要通过对患者的症状、体征或相关因素的综合分析。

（二）证的轻重

证有轻、有重，如果不考虑证的轻重，必然影响立法用药和疗效判断。对证的轻重，可以进行定性的描述，除此之外，借鉴证素辨证的方法还可以逐步实现定量的描述。

（三）证的缓急

证有急、有缓，采取机械的辨证分型，难以体现证的缓急，如气阴两虚兼有痰瘀。必须明确孰轻孰重，“急则治其标，缓则治其本”。

（四）证的兼杂

证常常是相兼错杂的，主次关系也不同，如气阴两虚就是气虚与阴虚相兼的证。临床上，单纯的证少见而相兼的证多见，简单地把它分成若干个证型，不符合中医临床实际。

（五）证的演变

中医的证是动态变化的，同样的证，其形成及转归可能不同，如脾虚与湿热，可能开始是脾虚，后兼湿热；也可能开始是湿热，后伤脾而兼脾虚。

（六）证的真假

证的真假须详辨。《内经知要·阴阳》提出“大实有羸状”“至虚有盛候”，意指疾病发展到了后期严重阶段出现与疾病本质相反的假象，但临床上很多患者诉说的“假象”症状不一定都是病重阶段出现的，须仔细辨别。

三、辨　　病

（一）病有中西

中医、西医的病名有本质的区别，把传统的中医病名和西医病名完全等同起来，是不全面的。

（二）病有因果

疾病的发生有因果关系。以外感病为例，中医学认知的原理是因发知受，即认为患者是不是感受了邪气，是否发病主要不是取决于邪气本身，而取决于邪正双方斗争的结果，如果邪正斗争的结果是邪气胜，就会发病，即"邪之所凑，其气必虚"。

（三）病有善恶

对患者的病情或预后做出判断，也是诊断的任务之一，即辨病的善恶，尤其对于重病患者，善恶的判断就显得尤为重要。例如，肝属木，肝病见青色是正病正色；肝病见赤色，是病色相生，为顺；肝病见白色，是病色相克，为逆。

（四）病有新久

新病久病有所不同。例如，从中医学角度，糖尿病一般可以分为四个阶段，分别是：脾瘅，特点是肥胖、口干、口甜；消中，或叫热中，是中焦脾胃功能亢奋，胃热亢盛，出现消谷善饥；消渴，是典型的"三多一少"，即多饮、多食、多尿、形体消瘦，尿有甜味；消瘅，久病入络，五脏虚衰，出现失明、偏废、内障、胸痹。所以，同是糖尿病，不同阶段中医病名不一样。不同阶段、不同病名的基本病理特点、病机不同，治疗立法原则也有区别。

四、辨　　人

（一）性别差异

某些疾病的发生和性别有关，如女性有经、带、胎、产，这是女性的生理特点，临床上必须考虑这些因素，如果不考虑性别，就可能出现失误。

（二）年龄差异

儿童与成人不同，青壮年与老年不同。青年人虚证相对少，而老年人，即使虚象不明显，但毕竟体质已经逐渐衰退，用药时就要考虑这些特点。

（三）体质差异

诊断的过程还包括了解患者的体质。体质有很多分类方法，但总的来说一个人的体质是相对稳定的，不会天天变化。不同的体质和疾病的发生、发展有着内在的联系，什么样的体质容易发展成什么样的疾病，以及病后的演变趋势有一定规律。

（四）习惯差异

辨人中还包含了解患者的生活习惯。疾病与习惯也有很大的关系，如长期吸烟者多伤于肺；长期酗酒者多伤于肝；多食辛辣者易生内热，多食生冷者易伤阳气。

（五）体型差异

体型也是"辨人"的重要内容，体型不同，对疾病的发生、证候的特征、预后转归的影响也有不同。古人说"肥人多痰，易患中风""瘦人多火，易患痨瘵"即是这个道理。

五、辨　　机

（一）病证之机

症是辨病和辨证的依据，《黄帝内经》的"病机十九条"根据证候辨病证之机，为病证诊断提供了依据。但若患者的临床表现很少或不典型，辨病证之机就有一定的困难，此时应尽可能采集与疾病发生发展相关的因素，如生活习惯、居住环境等，分析这些因素与疾病之间的内在联系，进而找出是否有阴阳失调、气血逆乱、脏腑功能失调等病理变化。

（二）动态先机

以整体观念为指导，充分考虑疾病的动态变化，把握疾病发展的趋势，也是中医诊断的重要内容。参考五行的生克乘侮，六经及三焦、卫气营血的传变规律、运气学说等理论，可以把握疾病的先机，实现未病先防、既病防变、既变防传、瘥后防复。

（陈　佳）

第十四章　病　　案

第一节　中医病案的特点

病案又称诊籍、脉案、方案、医案，是中医临床医师实施辨证论治过程的文字记录，是保存、查核、考评乃至研究具体诊疗活动的档案资料。病案是融合对个案诊疗分析、体会的文本，包括对辨证论治的成功经验和误诊误治教训的认识与总结。它不仅是医家医疗活动的真实记述，而且还反映了医家的临床经验及思维活动。

中医病案与中医病历都是对患者病情资料及临床活动的真实记录，原本二者并无区别，统称为医案，但按照现代标准，二者在内容、格式要求等方面存在一定的差异，意义也就有所侧重。中医病案是中医师记录、解析个案的诊疗全过程的叙议结合的传统临证文本，属医生临床思维活动的具体描述与分析，体现医生的中医理论与临床技能水平，其意义更多的在于临证经验的总结与学术思想的传承。中医病历则侧重规范，须按照统一的书写格式，使用医学术语，详细如实记录患者病情、病史及诊疗经过，具有档案的特点，是医疗、科研、教学、管理及司法的重要资料。

第二节　中医病案的内容和要求

根据中医诊断的精神，病案的主要内容，应以四诊、辨证、立法、处方等为重点部分。其填写要求，简述如下：

四诊部分，应把望、闻、问、切所得资料，如实记录下来。四诊资料是辨证的依据，应按辨证的要求分清主次，有系统、有重点，扼要地填写。力求避免罗列症状，主次不分，重复遗漏等情况。

辨证部分，必须把四诊所记，根据主症兼症，先病后病和有关辨证资料，加以综合研究，指出病因、病机、脏腑经络、阴阳虚实及其可能的变化等，务必明确、中肯且详尽，避免粗略草率，或不从中医的理论辨证，或理论空泛而与实际脱节。一般的方法是，先将病证总的概念加以肯定，首先区别外感或内伤；是外感应鉴别伤寒、温病等，并进一步辨别其三阴三阳，卫气营血或三焦；如果不是外感，当辨别是什么病，以何脏腑为主，何脏腑为次。病位既定，再进一步辨别其寒热虚实。一定要做到既掌握病，又掌握证，把疾病的全面问题与关键问题辨别清楚。

立法部分，是根据辨证而来。立法必须与辨证紧紧相扣。辨证固要正确，立法也务须精当。例如根据辨证，断定这一患者患的是“崩漏”病，并进一步判断为“心脾两虚”，立法应当是“补益心脾，统血止漏”，又如诊得“秋燥”病，进一步辨认为“凉燥”证，则立法应是“宣肺润燥化痰”等。如果除了主病，还有兼症，更应按辨证的标本先后缓急而立法。紧跟着辨证而灵活立法，务使立法与辨证，丝丝入扣而不相矛盾，或有所遗漏。

处方部分，应根据立法而定方（处方应包括各种治疗方法，如针灸、按摩之类）。既可用成方加减，也可以自己化裁，制定新方。不论古方、今方，必须在辨证立法的指导下，精确地处方用药，并注意分量轻重，先煎后下，对门诊患者应详细交代煎法和服法。

此外，医嘱部分，除临证时仔细叮嘱患者外，如属住院患者，凡有关患者护理与治疗的处理意见等，均应填写清楚，使护理人员可按医嘱执行。

（曾　光）

主要参考书目

陈家旭, 邹小娟, 2021. 中医诊断学. 4 版. 北京: 人民卫生出版社.

邓铁涛, 1984. 中医诊断学. 上海: 上海科学技术出版社 .

李灿东, 2021. 实用中医诊断学. 北京: 中国中医药出版社 .

李灿东, 方朝义, 2021. 中医诊断学. 5 版. 北京: 中国中医药出版社 .

姚乃礼, 1987. 中医证候鉴别诊断学. 2 版. 北京: 人民卫生出版社 .

袁肇凯, 2007. 中医诊断实验方法学. 2 版. 北京: 科学出版社 .

朱文锋, 1995. 中医诊断学. 上海: 上海科学技术出版社 .

朱文锋, 2002. 常见症状中医鉴别诊疗学. 北京: 人民卫生出版社 .

朱文锋, 2011. 中医药学高级丛书: 中医诊断学. 2 版. 北京: 人民卫生出版社 .